Regina Schnorbach

Zwischen Himmel und Erde liegt der Rücken der Pferde

ConferencePoint Verlag Hamburg

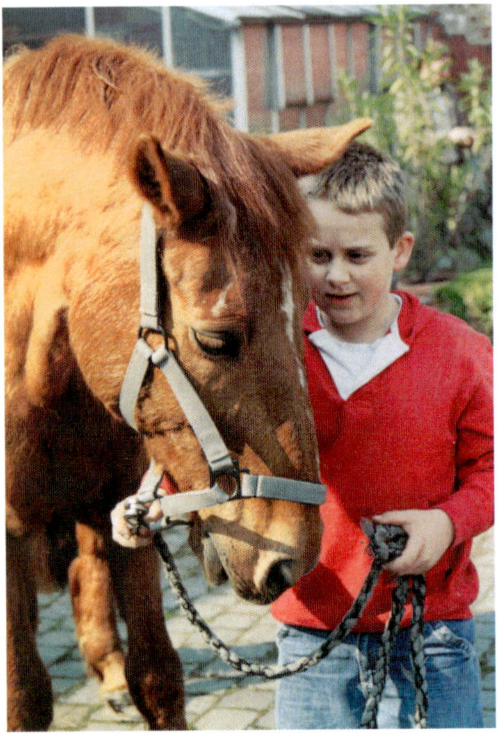

Mit einem Pferd können wir entdecken,
welches Potential in uns steckt!

Inhalt

Vorwort

Warum suchen Menschen den Kontakt zu einem Pferd? Was zieht sie so magisch in den Sattel, auch wenn sie dort möglicherweise viele Ängste ausstehen müssen? Wieso sind sie nach einem harmonischen Ritt ausgeglichener als vorher? Weshalb sind manche Reiter ohne zu zögern bereit, auf Vieles zu verzichten, jedoch niemals auf ihr Pferd? Diese Fragen beschäftigen mich, seit ich ein Pferd habe und ich habe das Glück, in meiner Arbeit als Reittherapeutin überzeugende Antworten zu finden. Seit neunzehn Jahren arbeite ich mit psychisch erkrankten Menschen und zwei Therapiepferden in einer Einrichtung des betreuten Wohnens in Köln. Dort konnte ich Begegnungen zwischen Pferd und Mensch beobachten, die mich die heilsamen Auswirkungen der Pferde auf die Psyche der Menschen verstehen ließen. Ich bin heute davon überzeugt, dass Pferde heilsam für die Psyche der Menschen sein können. Sie verfügen über ein hohes therapeutisch wirksames Potential, und sie stellen es uns zur Verfügung, einfach so, jeden Tag!

Mit diesem Wissen sehe ich meine Pferde mit anderen Augen. Ich weiß, wie sie Menschen unterstützen und ihnen helfen, sich weiterzuentwickeln. Es ist mir ein Anliegen, diese Erfahrungen weiterzugeben, denn der vermehrte Einsatz von Pferden als Co-Therapeuten in der Psychiatrie liegt mir sehr am Herzen. Dennoch soll dieses Buch nicht ausschließlich ein Fachbuch für ein spezielles Publikum sein. Im Gegenteil, dies ist ein Buch für alle Menschen, die sich mit Pferden befassen möchten. Denn in ihren psychischen Grundbedürfnissen sind alle Menschen gleich. Sie brauchen stabile Bindungen, wollen verstanden und wertgeschätzt werden und möchten sich zudem als autonomes Individuum verwirklichen. Im Umgang mit Pferden können Menschen die Erfüllung dieser elementaren Grundbedürfnisse erfahren. Dies ist besonders heilsam für diejenigen, die dies nicht bei anderen Menschen finden können. Die Fallbeschreibungen in diesem Buch erzählen davon. Aber Pferde sind auch heilsam fernab von jeder Therapie, und wenn Sie, lieber Leser, nach der Lektüre dieses Buches, das therapeutische Potential der Pferde noch intensiver genießen können, würde mich dies sehr freuen.

Regina Schnorbach

Einleitung

Die Köln-Ring GmbH

Im Jahr 1980 wurde die Köln-Ring GmbH durch die Stegerwald-Stiftung und den Diözesan-Caritasverband für das Erzbistum Köln e.V. gegründet. Angeregt durch die Forderungen der Psychiatrie Enquete im Jahr 1979 sollten hier Langzeit- bzw. chronisch psychisch erkrankte Patienten und Patientinnen Hilfe und Unterstützung in Form eines Wohnheims mit sozialarbeiterischer bzw. sozialpädagogischer Betreuung finden. Heute ist die Köln-Ring GmbH eine Einrichtung für chronisch psychisch Kranke und psychisch Behinderte. In unterschiedlichen Wohnformen unterstützt sie mit ausgebildeten Fachkräften ihre Bewohner und Bewohnerinnen dabei, sich im Alltag zurecht zu finden und zu stabilisieren. Ziel der Arbeit ist es, unter den Bedingungen der Erkrankung oder Behinderung gut und gesichert leben zu können und die Möglichkeiten und vielfältigen Seiten des Lebens zu entdecken und zu bewältigen. Unterstützung auf diesem Weg bieten dabei die zur Einrichtung gehörenden Angebote wie zum Beispiel: Das Arbeitstraining, die psychosoziale Beratung, die heilpädagogische Förderung mit dem Pferd, sowie ein vielfältiges künstlerisches und kreatives Angebot. Alle Angebote können von den Bewohnern wahrgenommen werden, wenn sie dies möchten.

Die Entwicklung des Reitbereiches in der Köln-Ring GmbH

Die Geschichte des Reitbereiches beginnt, als die Köln- Ring GmbH den schönen und geräumigen Georgshof in Köln-Weiler erwirbt.
Im Jahr 1987 wurden die beiden Kleinpferde Anja und Carino der Köln–Ring GmbH geschenkt und auf dem Georgshof untergebracht.

Die beiden Pferde waren nie zuvor getrennt worden, da Anja die Mutterstute von Carino war. Zunächst war nicht daran gedacht, dass die Bewohner selber reiten, es ging um den Kontakt zu Tieren, der sich auf einem Bauernhof anbietet und Sinn macht.

Zu gleicher Zeit verbreitete sich das therapeutische Reiten rasant in ganz Deutschland. Immer mehr Menschen interessierten sich für diese noch relativ neue Form der Therapie. Das Kuratorium für therapeutisches Reiten, im Jahr 1970 gegründet, war ein Zusammenschluss der Pioniere auf dem Gebiet des therapeutischen Reitens in Deutschland. Seit dem Jahr 1977 konnte man dort eine Zusatzqualifikation zur Durchführung des therapeutischen Reitens erlangen.

Ich sammelte 1986, neben meinem Sozialpädagogikstudium, Erfahrungen als Übungsleiter in einem Verein für Behindertenreiten, genannt VBR. Der Verein hatte sich mit vier eigenen Therapiepferden in einem Kinderheim in Dormagen eingemietet, welches über eine eigene therapeutische Reitanlage verfügte. Das Angebot unseres Vereins umfasste heilpädagogisches Reiten und Voltigieren mit verhaltensauffälligen und geistig behinderten Kindern und Jugendlichen. Darüber hinaus arbeiteten dort zwei Krankengymnasten in der Hippotherapie. Wir Übungsleiter wurden von der Leitung des Vereins zu allen Weiterbildungen geschickt und einige absolvierten ihre Ausbildung beim Kuratorium für therapeutisches Reiten. Die zweite Vorsitzende unseres Vereins arbeitete hauptberuflich als Betreuerin in der Köln-Ring GmbH und sie begann, die Pferde Anja und Carino auf ihren Einsatz als Therapiepferde vorzubereiten. Da beide relativ unausgebildet und ungestüm waren, brauchte sie dabei Hilfe und fragte mich, ob ich Lust hatte, Carino mit auszubilden. So kam ich 1888 als Honorarkraft auf den Georgshof.

Damit war für mich ein persönlicher Traum in Erfüllung gegangen, denn ich wollte unbedingt in der Psychiatrie mit Pferden arbeiten. Der

Grund dafür lag in meiner eigenen Biografie. Ich lernte die Probleme psychisch erkrankter Menschen im Ansatz kennen, als ich selbst in der Pubertät eine psychische Krise durchlebte, die ich mit Hilfe eines Ponys meisterte. Von da an war ich überzeugt davon, dass Pferde eine besonders heilende Wirkung auf psychische Erkrankungen haben können, und mein Herz schlug gleichzeitig für die psychisch kranken Menschen, die sich häufig nicht nur selbst unverstanden fühlten, sondern auch tatsächlich von ihrer Umwelt oft viel zu wenig Verständnis erfuhren. Schon während des Studiums hatte ich mich auf den Bereich der Psychiatrie spezialisiert und außerdem alle Praktika in diesem Bereich absolviert. Dies hier war also mein Arbeitsfeld und mit Feuereifer stürzte ich mich hinein!

Ich war überrascht und begeistert davon, wie viel Zuneigung und Respekt den Pferden von seiten der Bewohner entgegengebracht wurde. Dadurch, dass die Pferde mit auf dem Hof lebten, wurde der Kontakt intensiviert. Ich erlebte, dass das Erlernen des Reitens nicht so wichtig war wie die Begegnung zwischen Mensch und Tier im täglichen Miteinander. Da war wirklich ganz anders, als ich es aus den anderen Therapiebetrieben kannte. Die Pferde wurden für die Bewohner des Köln-Ring zu „ihren Pferden", und im Laufe der letzten zwanzig Jahre haben die Hälfte der über 200 Bewohner der Einrichtung das reittherapeutische Angebot wahrgenommen.
Ein Problem waren dagegen zunächst die großen Ängste, die viele Bewohner den Pferden gegenüber hatten, und da ich selbst unsicher wurde, fragte ich mich, ob sich dies wohl auf die Pferde übertragen würde. Oft besprach ich in den Supervisionen dieses Thema, doch dann beobachtete ich, auf welche Weise die Pferde sich darauf einstellten. Ich sah, wie der stürmische Carino, vorsichtig und in Zeitlupe einen Fuß vor den anderen setzte, wenn er einen besonders ängstli-

chen Menschen trug. Die zurückhaltende scheue Anja war bei manchen Bewohnern extrem zutraulich, wobei sie um mich einen Bogen schlug, wenn sie merkte, dass ich sie zur Arbeit holen wollte. Ich erkannte, dass Pferde die Stimmungslage und Intention der Menschen genau erfassen und sich darauf einstellen können. Auch bei den Bewohnern bemerkte ich Veränderungen. Zum Beispiel, wenn sie mir erzählten, dass das Aufstehen am Morgen nun wieder einen Sinn habe und das Wiehern der Pferde zur Begrüßung das schönste Dankeschön sei. Es war tatsächlich so: Die Teilnehmer der Pferdegruppe waren aktiver, kontaktfreudiger und psychisch stabiler geworden. Besonders direkt nach den Reitstunden war eine deutliche Stimmungsaufhellung zu beobachten, die auch einige Zeit anhielt.

Im Frühjahr 1990 verletzte Anja sich bei einem Ausritt so, dass an einen weiteren Einsatz als Reitpferd nicht mehr zu denken war. Wir fanden einen Gnadenbrotplatz für sie, und ich wurde beauftragt, ein neues Therapiepferd zu kaufen. Ich entdeckte den Kaltblüter Ballou bei einem Pferdehändler, wo er mich mit seiner Zutraulichkeit überzeugte. Gekauft und abgeholt habe ich ihn zusammen mit den Teilnehmern der Pferdegruppe, und mir wurde bewusst, wie etabliert das therapeutische Reiten im Köln-Ring geworden war. Die Pferde verbanden nicht nur die Teilnehmer der Reitgruppe und mich, es gab auch unter den Kollegen und in der Leitung der Einrichtung immer mehr Menschen, die an den Sinn der Pferde glaubten und den Reitbereich unterstützten. Leider verschlechterten sich die Rahmenbedingungen nach einiger Zeit. Die Nachbarschaft des Georgshofs beschwerte sich über die Pferdehaltung, und das führte dazu, dass der Pferdemist jede Woche vom Hof gebracht werden musste: ein erheblicher Arbeitsaufwand. Damit zusammen fiel das Ausscheiden der Kollegin aus dem Wohnbereich, die das Versorgen der Pferde durch die Bewohner an-

geleitet und koordiniert hatte. Ich arbeitete nun alleine mit den Pferden, doch nur in Teilzeit, und so nahm die Versorgung fast die gesamte Arbeitszeit in Anspruch. Die Wochenendversorgung überforderte die Bewohner zusätzlich, da sie nun keinen ständigen Ansprechpartner mehr hatten. Glück im Unglück bedeutete der Umstand, dass ein benachbarter Bauernhof genau zu diesem Zeitpunkt die Pferdepensionshaltung aufbaute. Die Pferde konnten dorthin umziehen, und die Grundversorgung der Tiere war geregelt, sodass ich wieder Zeit für meine eigentlichen Aufgaben hatte. Die räumliche Nähe erlaubte es den Bewohnern wie bisher, wann immer sie es brauchten, ihre Pferde zu besuchen. Ein weiterer Vorteil der Unterbringung in einem Pensionsstall war die Möglichkeit der integrativen Arbeit, die sich nun bot. Ideal war hier, dass die Grundstimmung, die mir und den Bewohnern entgegenschlug, mehr als positiv war. Hier gab es Verständnis anstatt Abwertung, und der Eigentümer des Reitstalles bemerkte, „wem es nicht passt, dass hier psychisch kranke Menschen sind, kann ja gehen".
Welch eine Einstellung und wie viel Unterstützung boten sich hier!
Der neue Stall hatte zwar zu Begin noch keine Reithalle, doch das war nicht schlimm, denn wir hatten auf dem Georgshof von Anfang an einen Teil der Scheune zur Reithalle ausgebaut, sodass das Voltigier- und Reitangebot bei jedem Wetter stattfinden konnte. Am liebsten ritten die Bewohner allerdings im Freien, und bis dahin hieß das Ausreiten. Um dies auch den Bewohnern zu ermöglichen, die nicht sicher reiten konnten, hatte ich beide Pferde als Handpferde ausgebildet. So konnte ich auch mit Anfängern gefahrlos ausreiten. Ich lernte, dass das Reiten durch die Natur die positive Wirkung des Getragen werdens noch verstärkte und auf die meisten Bewohner spannungsreduzierend wirkte. Eine Bewohnerin sagte einmal, als wir durch den morgendlichen Herbstwald ritten: „Wer jetzt nicht ausreitet ist selber Schuld!" Da gab ich ihr uneingeschränkt Recht.

Mit dem Umzug in den neuen Stall konnte ich nun auch das Reiten und Voltigieren auf dem umzäunten Reitplatz anbieten und so das Angebot erweitern. Jetzt war für jeden etwas dabei. Mit besonders ängstlichen und menschenscheuen Bewohnern konnte ich wie bisher ausschließlich in der Reithalle auf dem Georgshof arbeiten. Daneben fanden eine Voltigiergruppe sowie eine Gruppe mit freiem Reiten auf dem Reitplatz ihre Teilnehmer. Auch das Ausreiten war nach wie vor sehr gefragt. Ich holte mein eigenes Pony mit in den Stall, sodass ich nun mit zwei Bewohnern gleichzeitig ausreiten konnte. Alle Pferde waren mittlerweile so geländesicher und unerschrocken, dass dies möglich war. Darüber hinaus bekam ich einige Mitglieder der Stallgemeinschaft durch integrative Angebote, wie zum Beispiel die Abnahme des kleinen Hufeisens, Reiterspiele und einer Ausreitgruppe für Anfänger, mit ins Boot. Ich suchte zwei Reitbeteiligungen, die die Therapiepferde am Wochenende pflegten, und konnte eine der beiden als Honorarkraft für die Voltigiergruppe gewinnen. Zu dieser Zeit war der Reitbereich sehr vielseitig und lebendig, und mit dem geglückten integrativen Ansatz fand eine reitpädagogische Arbeit statt, die ich auch heute nicht bereue.
Allerdings machten mich einige Dinge nachdenklich: Das Pferd Ballou musste ich Ende 1999 in gute Hände abgeben, da es keine Lust mehr auf seinen Job als Therapiepferd hatte. Ich hatte beide Pferde immer nur sehr dosiert eingesetzt, da kein Therapieerfolg auf ihre Kosten gehen sollte. Hatte ich zu wenig auf Ballou geachtet und mich über seine Grenzen hinweggesetzt? Ich achtete von da an noch deutlicher darauf, wie die Pferde aus den Reitstunden herausgingen. Waren sie genervt, spannungsgeladen oder zufrieden? So bekam ich wertvolle Hinweise auf den Menschen, den ich begleitete, denn das Pferd zeigte mir, wo etwas nicht stimmte, und ich konnte damit arbeiten. Manchmal schien es mir, als ob eine tiefe Verbindung zwischen Pferd

und Mensch während der Reitstunden entstände. Die Pferde schienen viel deutlicher als ich zu verstehen und zu fühlen, was die Menschen, die zu ihnen kamen, wirklich suchten, und ich fing an, sie genauer zu beobachten und ihnen zu folgen. Wie Mosaiksteinchen setzte sich das Bild von den heilsamen Auswirkungen des Pferdeverhaltens durch viele intensive Begegnungen zusammen, und ich erkannte, welches ungeheure therapeutische Potential mir von Anfang an zur Verfügung gestanden hatte. Dann veränderten sich auch die Arbeitsbedingungen des Reitbereiches. Im Jahr 2000 bekam ich Verstärkung durch die Kollegin Petra Ewert. Auch die Reithalle wurde professionell ausgebaut. Das behindertengerechte Reiterstübchen direkt an der Reithalle machte 2003 die Kennzeichnung vom Kuratorium für therapeutisches Reiten als anerkannte Einrichtung möglich. Das Team des Reitbereiches wurde in ein bestehendes Team von Kollegen mit psychotherapeutischer Zusatzausbildung integriert, und unsere Supervision wurde nun von einer Fachärztin für Psychiatrie geleitet.
Das Pferd Ado hatte im Jahr 2000 Ballou abgelöst. Carino verblieb bis zu seinem Tod 2005 im Köln-Ring. Er bekam noch etwa ein Jahr sein Gnadenbrot in unserem Offenstall und wurde regelmäßig von „seinen Therapiekindern" besucht. Im Winter 2005 wurde unser Team im Reitbereich dann durch den 12-jährigen Norweger Noblesse ergänzt, und in dieser Besetzung arbeiten wir bis heute.

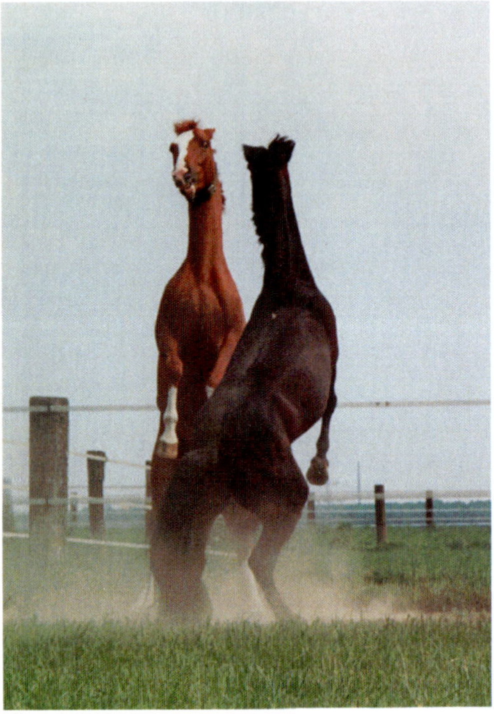

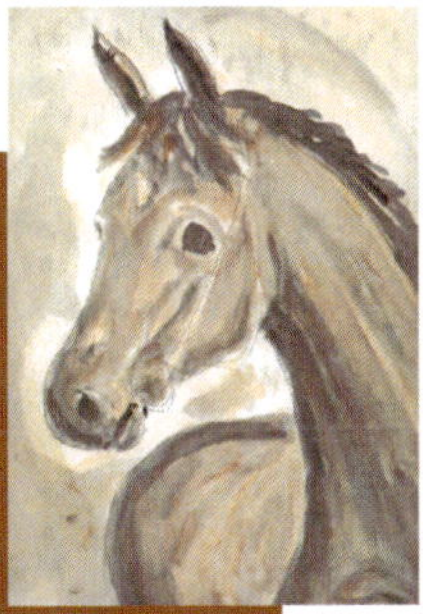

Kapitel 1: Warum Pferde besonders geeignete Co-Therapeuten für psychisch kranke Menschen sind

Warum gerade Pferde als Co-Therapeuten so geeignet sind, ist eigentlich ganz leicht zu verstehen, wenn man eine große Gemeinsamkeit zwischen Menschen und Pferden erkennt. **Für beide ist der Kontakt zu Artgenossen existenziell. Menschen brauchen Menschen, und Pferde brauchen Pferde!**

Menschen brauchen Menschen vom ersten Augenblick, an dem sie in diese Welt geboren werden. Eine sichere und zuverlässige Bindung ist ein Grundbedürfnis und Voraussetzung für eine gesunde psychische Entwicklung. Darüber hinaus gelingt es Menschen nur in der Übereinstimmung mit anderen Menschen, die Welt zu verstehen. Denn die Wirklichkeit, wie wir Menschen sie sehen, ist immer ein Gemeinschaftsprodukt des Volkes und der Gesellschaft, in die wir hinein geboren werden.

Für Pferde ist der Kontakt zu anderen Pferden ebenfalls existenziell. Sie werden, isoliert gehalten, meistens hochgradig verhaltensauffällig. Aber sie sind, auch nach einer Zeit in Isolation, häufig in der Lage, sich in der Gemeinschaft wieder zurechtzufinden. Das liegt zum einen daran, dass die Welt der Pferde entschieden einfacher ist als die der Menschen. Vor allem aber sind Pferde besser in der Lage, ihr Gegenüber einzuschätzen. Denn die Verständigung der Pferde bedient sich der Interpretation körpersprachlicher Signale. Die Körpersprache zeigt immer das wahre Selbst, auch bei Tieren. Während Menschen sich voreinander verstellen können, wird bei Pferden ein Herausforderer, der auch nur eine Sekunde zögert, sofort als unentschlossen entlarvt. Pferde erkennen haargenau, welches Potenzial in ihrem Gegenüber steckt. Egal ob es sich dabei um ein Pferd oder einen Menschen handelt.

Pferde und Menschen brauchen den Kontakt zu Artgenossen. Dabei ist die Welt der Menschen ungleich komplizierter als die der Pferde. Die menschliche Verständigung ist höchst anfällig für Missverständnisse. Pferde dagegen verfügen über die Fähigkeit, ihr Gegenüber nach kürzester Zeit richtig einzuschätzen. Damit können sie ihr Zusammenleben einfach und klar regeln. Sie machen vor, wie es geht, und wir können es von ihnen lernen.

In meiner Arbeit begegne ich Menschen, die ihr psychisches Grundbedürfnis nach Bindung mit anderen Menschen nicht ausleben können. Sie fühlen sich einsam unter vielen, niemals wirklich zugehörig zu ihrem Bezugssystem und sind auf der Hut vor Verletzungen, die sie von ihrer Umwelt erwarten. Wie heilsam und entlastend wirkt sich auf solch einen Menschen die unvoreingenommene Begegnung mit einem Tier aus! Wenn ich dann der Frage nachgehe, warum diese Person ihre menschlichen psychischen Grundbedürfnisse nicht mit anderen Menschen ausleben kann, komme ich zu den Ursachen, die diesem Verhalten zugrunde liegen können. Den Störungen aus der frühen Kindheit!

Die frühen Störungen sind ein großes Thema in der Psychiatrie. Sie können als Mitverursacher von Krankheitsbildern wie den Psychosen*, der Borderlineproblematik* und verschiedenen Formen von Angststörungen* gesehen werden. Darum beginnt das erste Kapitel auch mit den Überlebensmechanismen, welche manche Menschen in der frühen Kindheit ausbilden können. Diese entstehen durch die Fähigkeit der kindlichen Psyche, ausweglose und ängstigende Situationen, oder solche voller Entbehrungen zu überstehen. In meiner Arbeit stoße ich immer wieder auf diese Überlebensmechanismen, und auch heute noch erstaunen mich unsere Pferde mit der Feinfühligkeit, mit der sie emotionale Grenzen wahrnehmen. Sie überschreiten sie nie!

Dabei wissen die Pferde nichts von Diagnosen und gehen wertfrei und unvoreingenommen auf die Menschen zu. Aufgrund ihrer Sensibilität sind sie in der Lage, psychische Grundstimmungen zu erfassen, und ich erlebe immer wieder bei meinen Therapiepferden, dass sie sich haargenau darauf einstellen. Sie versuchen, der emotionalen Bedürfnislage ihres Gegenübers nachzukommen, so gut sie es eben können. So kommt es, dass in der Arbeit mit Pferden tiefe Gefühle und seelische Bedürfnisse berührt werden und am Pferd manchmal zum ersten Mal ausgelebt werden können. Das sind die magischen und heilsamen Momente in den Therapiestunden, in denen frühere seelische Verletzungen an Bedeutung verlieren.

* Die Beschreibung psychischer Krankheitsbilder siehe Seite 109.

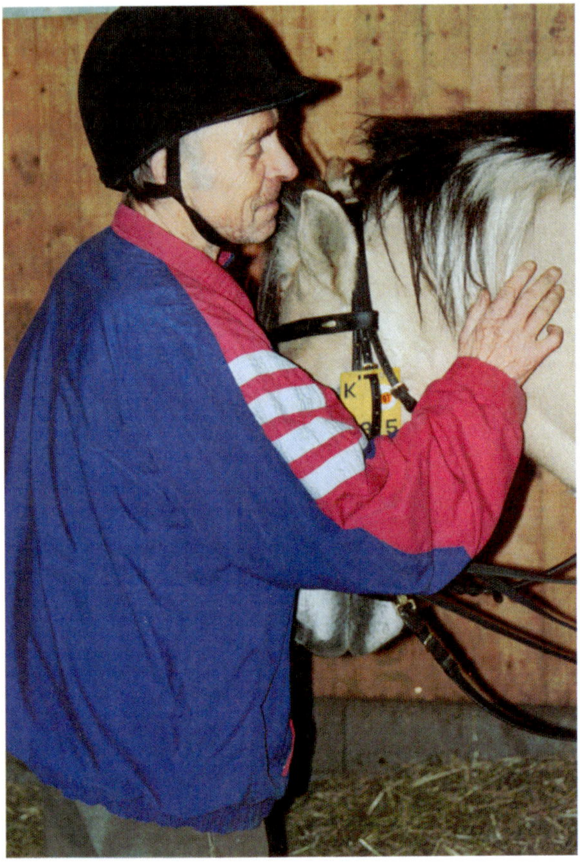

Ado ist der einzige, der mich noch nie enttäuscht hat.

Besucherin des Reitbereiches

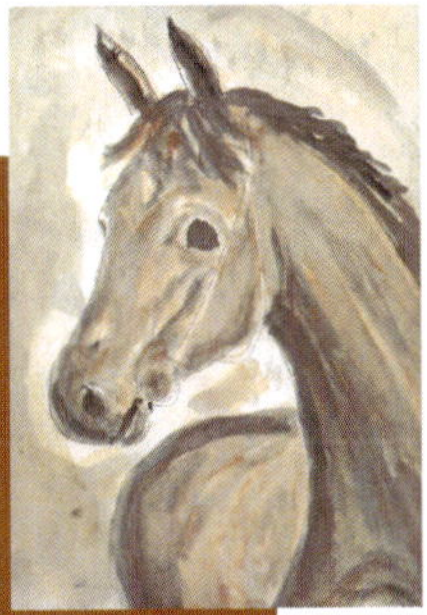

Kapitel 2: Wie Menschen mit Pferden nachholen können, was ihnen in der frühen Kindheit gefehlt hat

Die Überlebensmechanismen aus der frühen Kindheit

Die frühe Kindheit ist die Zeit, in der die physische und psychische Entwicklung der Menschen in entscheidendem Maße davon abhängt, wie viel liebevolle Aufmerksamkeit und Zuwendung anderer Menschen ihnen zuteil wird. Wir können uns nicht aus eigener Kraft fortbewegen und die Reize der Umwelt nur eingeschränkt deuten. Daher konzentriert sich unsere Wahrnehmung auf uns selbst, weshalb auch Gefühle besonders tief und intensiv empfunden werden. Wenn wir mit einer primären Bezugsperson eine symbiotische Verständigung erleben dürfen, wächst in uns ein Grundvertrauen in die Welt und in uns selbst. Aber was ist, wenn wir als Säugling und Kleinkind erleben, dass die Reaktionen auf unsere Bedürfnisse oft ungenügend sind? In diesen Fall wird unsere Psyche Überlebensstrategien entwickeln, die uns helfen, die Zeit der Verzweiflung, Enttäuschung und Entbehrung zu überstehen. Diese Überlebensstrategien manifestieren sich später in Glaubenssätzen, die tief in unserem Unbewussten gespeichert sind. Sie können zum Beispiel lauten: „Ich bin es nicht wert gesehen und beachtet zu werden", oder aber „ Ich bekomme nie die Unterstützung, die ich eigentlich brauche". Solche und ähnliche Glaubenssätze verinnerlichen wir bis in unsere Körperzellen. Dort beeinflussen sie auch unsere Körperhaltung und Motorik. Waren sie als Überlebensstrategien in der Kindheit unserer Psyche von Nutzen, so behindern sie uns im Erwachsenenalter in der der Verwirklichung unserer Persönlichkeit und in der Fähigkeit, erfüllte Beziehungen zu anderen Menschen aufzubauen.

Dennoch richten wir unser Leben nach ihnen aus, solange wir uns ihrer nicht bewusst werden. In unserem Beispiel heißt das, dass wir mangelnde Unterstützung oder Beachtung als verdienten Umstand akzeptieren, ohne daran etwas zu verändern. So kommt es zu Behinderungen und Verzerrungen unserer Persönlichkeit. Die Psychoanalyse beschäftigt sich mit solchen Glaubenssätzen, mit dem Ziel, sie dem Klienten bewusst zu machen. Dies kann einen schmerzhaften Prozess der Verarbeitung in Gang bringen, da auch verdrängte Gefühle aus der frühen Kindheit ins Bewusstsein dringen. Manche Menschen schrecken vor einer psychoanalytischen Therapie zurück, weil sie sich nicht für stabil genug halten. Zudem muss ein Problembewusstsein vorhanden sein, um eine Psychotherapie durchführen zu wollen. Viele Menschen, die massive psychische Probleme haben, die Rückschlüsse auf frühe Störungen zulassen, sind nicht bereit oder in der Lage, sich auf eine Therapie einzulassen. Wie sinnvoll wäre es hier, die Zeit einfach zurückzudrehen, die frühen Bedürfnisse nachzuholen und so wieder gutzumachen, was einmal versäumt worden ist. Hier setzt die Arbeit zur Aufarbeitung von frühen Störungen mit Pferden als Co-Therapeuten an. Mit Pferden ist es möglich, Situationen herzustellen, die den Ausgangssituationen ähnlich sind, in denen frühe Störungen entstehen können. Auf diese Weise können am Pferd Erfahrungen, die idealerweise in der frühen Kindheit gemacht werden, tatsächlich zum Teil nachgeholt werden. Auch die Defizite aus der frühen Kindheit werden deutlich und können mithilfe eines Pferdes aufgearbeitet werden.

Wie Pferde Menschen in die frühe Kindheit zurückversetzen können

Mit Pferden kommen auch Menschen, die die Nähe Anderer nicht gut aushalten, mit einem ihrer elementarsten psychischen Grundbedürfnisse in Berührung: dem Bedürfnis nach Kontakt. Die Art des Kontaktes weckt in ihrer Psyche die Erinnerung an die frühe Kindheit, denn es finden sich hier überraschende Parallelen.

■ Das Getragen werden

Normalerweise werden Menschen nur in ihrer Kindheit getragen. Besonders für Säuglinge ist dieser enge Körperkontakt von Bedeutung. Dr. Urs. A. Hunziker vom Kinderhospital in Zürich stellte 1986 in einer Feldstudie fest, dass Kinder, die vier Stunden am Körper der Mutter getragen wurden, auffallend weniger weinten als die Kontrollgruppenkinder. In Kinderkliniken nutzt man seither die positive Wirkung des Tragens, um kranke oder untergewichtige Säuglinge zu stärken. Frühgeborene haben nachweislich eine größere Überlebenschance, wenn sie Zeit am Körper der Eltern verbringen können. Das sogenannte Känguruhen, bei dem Frühgeborene einige Stunden pro Tag auf dem Oberkörper eines Elternteiles liegen, ist heute an fast allen Kinderkliniken Usus.

Die Situation, in der sich ein Reiter auf einem Pferd befindet, ist dem Getragen werden eines Säuglings am Körper einer primären Bezugsperson

sehr ähnlich. In beiden Fällen befindet sich der getragene Mensch in einem engen Körperkontakt und wird von der Bewegung seines Trägers mitbewegt. Der Getragene spürt den Atem, die Wärme und die Herzfrequenz seines Trägers, was sich beruhigend auswirkt. Pferde haben eine niedrigere Herz- und Atemfrequenz als Menschen, die sich auf den Reiter überträgt und zu innerer Gelassenheit und Ruhe führen kann. Am Körper der Mutter oder auf dem Rücken eines Pferdes: beide Male wird der Getragene in eine erhöhte Situation gebracht.
Viele Menschen haben eine positive Erinnerung an das Getragen werden in der Kindheit in ihrem Unterbewusstsein gespeichert. Vermutlich alle Menschen verfügen über positive gespeicherte Erinnerungen an die Zeit im Körper ihrer Mutter, wo sie ja ebenfalls getragen wurden. Auf dem Rücken eines Pferdes können diese Erinnerungen wieder lebendig werden. Ich glaube, dies ist eine Erklärung dafür, warum sich bei vielen Reitern, wenn sie auf dem Rücken ihres Pferdes sitzen, ein Gefühl von Zufriedenheit mit sich und der Welt einstellt.

Es ist vor allem das passive sich Tragen lassen, durch das Menschen, wieder vermehrt Zugang zu den Bedürfnissen und Gefühlen ihrer Kindheit bekommen können. Der Wunsch nach Körperkontakt und Nähe ist ein psychisches Grundbedürfnis des Menschen. Probieren Sie es doch einmal aus und erfahren Sie ganz bewusst die stabilisierende Wirkung eines Pferdes auf ihre Psyche.

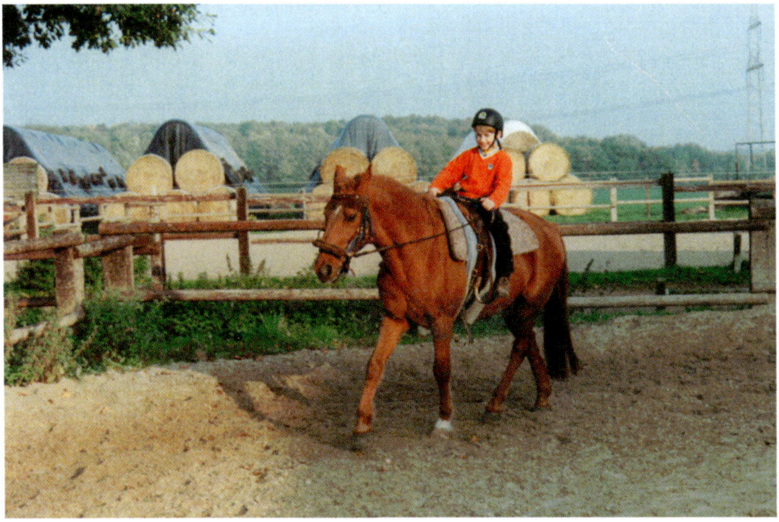

Es tut so gut, so warm und weich getragen zu werden.

Besucher des Reitbereiches

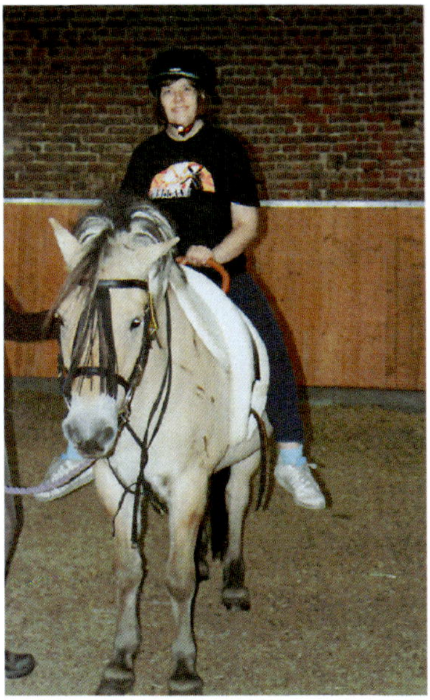

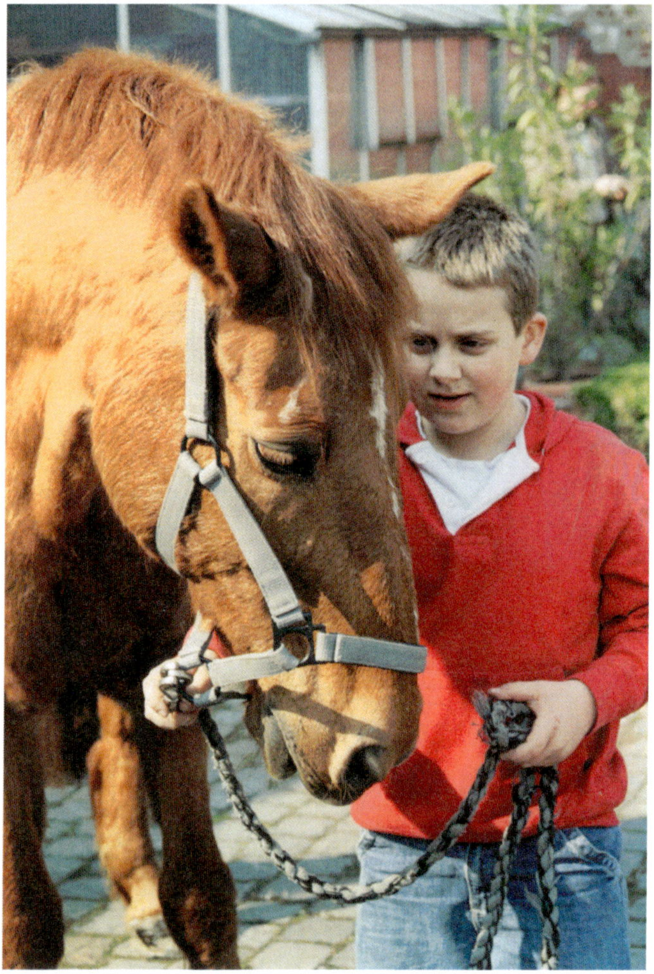

■ Die Empathie

Das Verhalten eines Säuglings zu deuten erfordert Einfühlung. Die Bindungsforscher Karin und Klaus Grossmann haben in Langzeitstudien belegt, dass die Fähigkeit der Eltern, sich in ihren Säugling einzufühlen, der Grundstein für die gesunde psychische Entwicklung und spätere Bindungsfähigkeit des Kindes ist (vgl. Grossmann, S. 99-130).

Einfühlung ist auch der Schlüssel zur Verständigung mit Pferden. Denn Pferde interpretieren die Körpersprache mehr als das sie Worte deuten können. Das führt Menschen zurück in eine Zeit, in der sie überwiegend die Sprache ihres Körpers zur Verfügung hatten.
Empathie ist zum Beispiel Bedingung für ein von Harmonie geprägtes Reiterlebnis, denn kein Pferd mag grobes Einwirken. Der Reiter entwickelt hierbei ein Gespür für die innere Befindlichkeit seines Pferdes. So spürt er die muskulären Verspannungen des Pferdes, wenn es Angst hat. Gleiches gilt für das Pferd. Es kann ebenfalls die psychische Verfassung seines Reiters erspüren. Der enge Körperkontakt ermöglicht auch ihm die Interpretation der muskulären Körpersprache seines Reiters. Da die Körpersprache ein „Sprachrohr des Unbewussten" ist, reagieren Pferde auf den Menschen so, wie er wirklich ist.

Ist es Ihnen aufgefallen, wie schnell Sie beim Reiten unwillkürlich Muskelregionen anspannen oder festhalten? Auch wenn Sie es selbst nicht merken, Ihr Pferd erspürt genau, ob Sie mit dem, was Sie auf seinem Rücken gerade tun, im Einklang sind oder nicht. Diese sensible Einfühlung ist eine weitere Parallele zur frühen Kindheit, in der ein Kind auf die Einfühlung seiner Eltern angewiesen ist. Möglicherweise findet sich hier auch die Erklärung dafür, warum sich so viele Reiter lieber in Harmonie mit ihrem Pferd bewegen wollen, als auf Teufel komm raus Lektionen zu schinden. Die Sehnsucht nach einer Beziehung, die auf gegenseitigem Verständnis und Einfühlung basiert, ist bei allen Menschen vorhanden. Das Pferd berührt mit seiner Fähigkeit sich einzufühlen ein weiteres menschliches psychisches Grundbedürfnis. Das Bedürfnis nach Verständigung und der Wertschätzung eines Gegenübers, welches Menschen als Grundlage für ihr Selbstwertgefühl benötigen.

Gerade Menschen, die sich in ihrer Kindheit wenig verstanden und vielleicht sogar abgewertet gefühlt haben, profitieren sehr von dem Einfühlungsvermögen der Pferde. Denn von einem Pferd bekommen sie die positivste Rückmeldung, wenn sie sich trauen so zu sein, wie sie sind!

■ Die Hilflosigkeit

Aus den Lebenserfahrungen der frühen Kindheit bildet sich das Fundament unserer Persönlichkeit: das Selbstvertrauen! Die Bindungsforscher Karin und Klaus Grossmann haben über drei Jahrzehnte das Bindungsverhalten zwischen Eltern und Kindern erforscht und kamen dabei zu dem Schluss, dass Bindungen die Voraussetzung für die menschliche psychische Sicherheit sind. Anhand von zahlreichen Untersuchungen zeigten sie, dass es ganz entscheidend von den frühen Bindungs erfahrungen abhängt, wie sicher Menschen sich in ihrer Welt fühlen und wie viel Vertrauen sie in andere und in sich selbst haben.
Auf dem Rücken eines Pferdes wird deutlich, wie viel Grundvertrauen ein Mensch in seiner frühen Kindheit erwerben konnte. Denn Reiten bedeutend immer auch, sich einem Wesen anvertrauen, das als Fluchttier niemals ganz berechenbar und zudem einem selbst kräftemäßig sehr überlegen ist. Es zeigt sich einerseits, mit wie viel Vertrauen man

dem Pferd begegnen kann.Wenn die Ängste ihm gegenüber extrem und der tat sächlichen Situation nicht angepasst sind, lässt dies Rückschlüsse auf ein mangelndes Grundvertrauen zu. Andererseits zeigt sich das individuelle Selbstvertrauen des Reiters. Ob er sich auf dem Pferderücken hilflos fühlt oder aber die Initiative durch eigenes Handeln ergreift, offenbart, wie viel Vertrauen ein Mensch in seine eigenen Fähigkeiten hat.

Hier findet sich eine weitere Parallele zur frühen Kindheit. Das Gefühl der Hilflosigkeit ist ein Gefühl, das Menschen aus ihrer frühen Kindheit kennen. Doch im Gegensatz dazu kann ein Mensch, der sich auf dem Rücken eines Pferdes hilflos fühlt, erfahren, dass er nun diesem Gefühl aktives Handeln entgegensetzen kann.

Haben Sie auch schon bemerkt, wie oft Sie im Umgang mit Pferden mit ihren Ängsten konfrontiert werden? Dies ist wirklich ein großes Thema in der Reiterei, und ich habe ihm ein separates Kapitel gewidmet. An dieser Stelle ist es mir wichtig, Ihnen das Lernfeld aufzuzeigen, das uns der Kontakt mit Pferden bietet. Hier können sich auch völlig verunsicherte Menschen, die in ihrer Kindheit fast gar kein Vertrauen in sich und ihre Umwelt aufbauen konnten, ein neues Fundament an Selbstvertrauen erarbeiten. Auch wenn Sie zu den ängstlicheren Reitern gehören, geben Sie nicht auf, holen Sie sich Hilfe. Steigern Sie die Anforderungen, die Sie an sich und Ihr Pferd stellen, in kleinen Schritten. Sie haben einen einzigartigen Partner an Ihrer Seite, mit dessen Unterstützung Sie entdecken können, was alles in ihnen steckt.

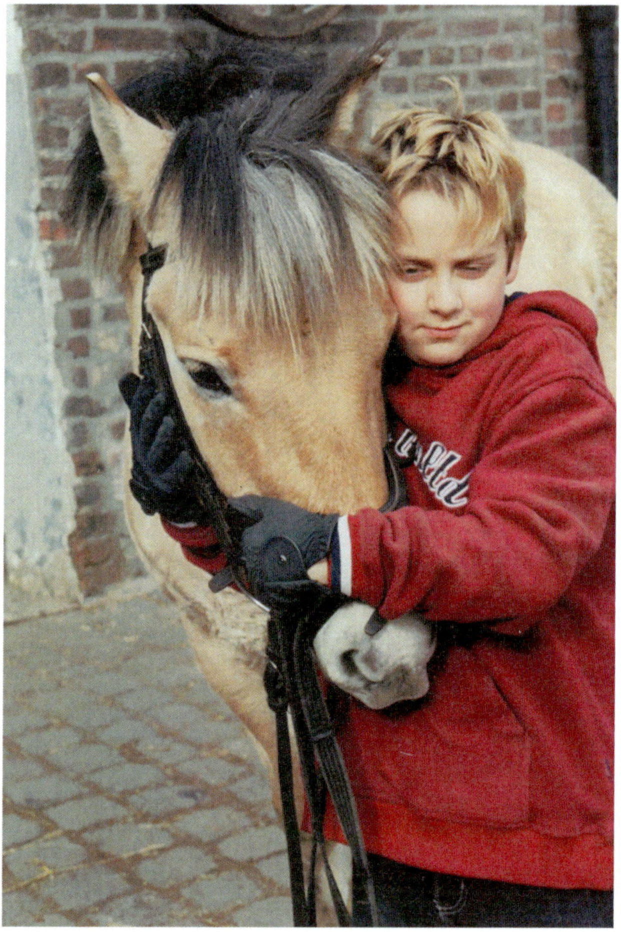

Einmal hat Ado mich tief
in meinem Herzen berührt.

Besucherin des Reitbereiches

■ Das Vertrauen

Der Kontakt mit einem Pferd bringt Menschen die Gefühlswelt der frühen Kindheit wieder nahe. Unerfüllte Bedürfnisse aus dieser Zeit können übertragen und ausgelebt werden. **Dann kann es sein, dass ein Mensch, der von einem Pferd getragen wird, sich, möglicherweise zum ersten Male in seinem Leben, angenommen und zugehörig fühlt. Wenn das Pferd auf seine nonverbalen Verständigungsbemühungen mit Einfühlung reagiert, kann er sich zutiefst verstanden fühlen. Eine Beziehung, die diesen Grundbedürfnissen nachkommt, wirkt unterstützend auf die Psyche jedes Menschen.**

Für jene, die in ihrer frühen Kindheit zu wenig angenommen oder verstanden wurden, ist es eine heilsame Erfahrung, die sie nachreifen und in ihrem Selbstvertrauen wachsen lässt.

So wie Du bist, bist Du richtig und gut!

Eine Fallbeschreibung aus der heilpädagogischen Förderung mit dem Pferd für die Kinder psychisch kranker Mütter

Für Carino

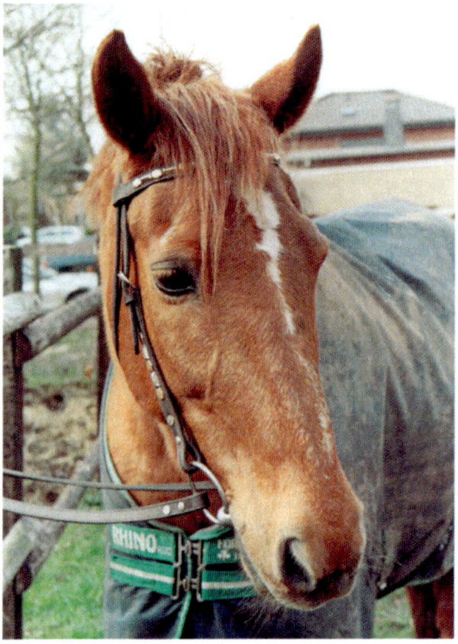

Im Mai 2003 besucht Kevin zum ersten Mal unseren reittherapeutischen Bereich. Dieser ist einem Wohnheim für psychisch kranke und behinderte Menschen in Köln angegliedert. Das Wohnheim unterhält eine Reihe von Wohngruppen, wovon eine psychisch kranken Frauen, zusammen mit ihren Kindern, ein neues Zuhause bietet. Hier wohnt Kevin mit seiner alleinerziehenden Mutter.

In dem geschützten Rahmen der Wohngruppe können Krisen zwischen Mutter und Kind aufgefangen, die Beziehung geklärt und ein Konzept für die Zukunft erstellt werden. In Ausnahmefällen kann es sein, dass sich die Trennung von Mutter und Kind als notwendig herausstellt. Auch dies wird von der Einrichtung unterstützend begleitend. Innerhalb des betreuten Wohnens können die weitgehend alleinerziehenden Mütter Entlastung aus dem Erziehungsalltag finden. Überforderungen können so vermindert werden. Die Kinder verbleiben, wenn es zu notwendigen psychiatrischen Klinikaufenthalten der Mütter kommt, in ihrem vertrauten Umfeld und können dort aufgefangen werden. Ziel der Einrichtung ist es, neben der psychischen Stabilisierung der Frauen und Mütter auch die gesunde Entwicklung der Kinder zu fördern. Denn psychische Erkrankungen eines Elternteiles, insbesondere der primären Bezugsperson, können die Entwicklung eines Kindes nachhaltig negativ beeinflussen (vgl. Martinus/ Frank 1990 S. 39-48) So kann bei Frauen, die an einer Psychose aus dem schizophrenen Formenkreis erkrankt sind, die Interaktion zwischen Mutter und Kind beeinträchtigt sein. Bei depressiven Erkrankungen können Mütter, im Umgang mit ihren Kindern, im Vergleich zu gesunden Müttern, deutlich weniger Einfühlungsvermögen, Interessen und emotionale Beteiligung zeigen (vgl. Wüterich u.a. 1997, S.143). Dies kann sich zum Beispiel in einer verminderten sprachlichen und körperlichen Kommunikation mit ihren Kleinkindern manifestieren (vgl. Field 1987).

Kinder, deren Mütter an einer Borderlinestörung erkrankt sind, leiden oft unter deren extremen Stimmungsschwankungen. Auch bezogen auf die emotionale Beziehung zum Kind kann das Verhalten der Mutter, für das Kind nicht einschätzbar, von Zuwendung in aggressive Ablehnung kippen und umgekehrt. Die Verunsicherung und Verwirrung der Kinder von psychisch kranken Elternteilen kann dementsprechend groß sein. Besonders in akuten Krisen ist das Verhalten der Mutter oder des Vaters für ein Kind nicht zu durchschauen. Zusätzlich fühlen sich viele Kinder mitschuldig, da sie die kranken Reaktionen als Folge ihres eigenen Ver haltens verstehen, was noch mehr zur Verunsicherung führt. Beim heilpädagogischen Voltigieren erlebe ich, dass sogar sehr kleine Kinder auffallend zurückhaltend mit Gefühlsäußerungen jeglicher Art sind, als fürchten sie die Reaktion ihres Gegenübers.

Es kommt häufig vor, dass Kinder die Verantwortung für ihre erkrankten Eltern übernehmen wollen, womit sie überfordert sind. Die Kinder erleben das instabile Verhalten der kranken Mütter oder Väter als mangelnde Zuverlässigkeit in der Beziehung, was sich später als mangelhafte Bindungserfahrung manifestieren kann. Daher ist es unabdingbar, dass der psychischen Stabilisierung dieser Kinder größte Aufmerksamkeit zuteil wird. Wie Studien belegen, haben sie ein erhöhtes Risiko, selber einmal psychisch krank zu werden. So ist zum Beispiel das Risiko für Kinder psychotischer Eltern, selber einmal an einer Psychose zu erkranken, etwa 10-fach erhöht (vgl. Remschmidt/Mattejat 1998). Aus diesem Grund hat das Frau und Kind Wohnheim einen Kinderbereich eingerichtet, in dem speziell auf diese Problematik eingegangen wird.
Ein weiteres Problem bei allen Krankheitsbildern ist die psychische Herausforderung, die der erzieherische Alltag für die Mütter mit sich bringt. Ein Kind großzuziehen und ihm stetig die Aufmerksamkeit und Zuwendung zu bieten, die es für seine gesunde Entwicklung braucht, ist wahrhaftig keine leichte Aufgabe. Umso schwieriger ist es, sich ihr zu stellen, mit einer gesundheitlichen Beeinträchtigung. Alle Mütter, die mir im Laufe meines Arbeitslebens begegnet sind, haben nach ihren Möglichkeiten vollen Einsatz gezeigt. Sie haben soviel gegeben, wie sie konnten. Jede Mutter gab davon 100%!

Kevin von Mai bis August 2003

Als Kevin zu uns in den Reitbereich kommt, ist er vier Jahre alt. Er kann mit seiner Mutter zusammen am Mutter und Kind Reiten teilnehmen. Vom Erscheinungsbild ist er ein kleiner eher unauffälliger blonder Junge, der uns dadurch auffällt, dass er seine Mutter sehr provoziert. So sagt er immer wieder heftige Schimpfwörter zu ihr. Die Mutter reagiert darauf wenig eindeutig, und es wird uns nicht klar, ob sie sich darüber ärgert oder nicht.

Das Verhalten Kevins scheint so an der Tagesordnung zu sein und sie akzeptiert das respektlose provozierende Verhalten ihres Sohnes, wie wir erfahren, auch außerhalb des Reitbereiches.
Ein Kind in Kevins Alter schadet sich durch eine solche Abwertung der Mutter aber am meisten selbst. Denn sein Selbstbild ist stark mit der Wertigkeit des Bildes, das er von seiner Mutter hat, verbunden. Ein Kind, das seine Mutter Versagerin oder Ähnliches nennt, macht sich selbst zum Kind einer Versagerin. Was ist passiert, dass Kevin seiner Mutter auf keinen Fall Respekt zollen will?

Vom äußeren Erscheinungsbild wirkt seine Mutter sehr auffällig Sie ist im Gegensatz zu ihm gekleidet wie ein Paradiesvogel und grell geschminkt. Auch vom Verhalten ist sie laut und übergriffig, ohne es zu merken. Mir fällt ein, dass mein Sohn mich schon rügt, wenn ich mit etwas zu lauter Musik im Auto durch unsere Straße fahre. Er sagt dann immer: „Mama, das ist mir peinlich." Wie muss Kevin sich neben einer solchen superauffälligen Mama fühlen? Versucht er, sich auf seine Weise (indem er sie vor anderen beschimpft) von ihren kranken Verhaltensweisen zu distanzieren? Fallen ihm schon in seinem Alter solche Unterschiede zu anderen Menschen auf? Welche Diskrepanz, in der er als kleiner Junge, der seine Mutter als Vorbild und Orientierungs- und vor allem als sichere stabile Bindungsperson braucht, leben muss.
In der Arbeit mit dem Pferd ergibt sich zwischen den beiden keine wirkliche Gemeinsamkeit. Denn Kevin weigert sich, sich dem Pferd zu nähern. Seine Mutter setzt sich nur mit viel Angst und auch nur deshalb auf unser Pferd, weil Kevin sich weigert, das Pferd zu besteigen. Aber die Reitversuche seiner Mutter nutzen nichts. Kevin bleibt bei der totalen Verweigerung. Er will nicht auf dieses Pferd steigen. Nicht mit und nicht ohne Mutter. Spürt er die Angst der Mutter und hält das Reiten für eine gefährliche Sache? Oder gilt die Verweigerung der Auf-

forderung, mit der Mutter etwas Gemeinsames zu machen? Wir beschließen, Kevin aus dieser für ihn und uns nicht lösbaren Situation zu entlassen und entscheiden, dass er nach der Sommerpause, an der Kindervoltigiergruppe ohne Mütter teilnehmen kann.

Kevin von Oktober bis Dezember 2003

Die Kindervoltigiergruppe besteht schon seit der Gründung des Frau und Kind Hauses, und es handelt sich überwiegend um Vorschulkinder, die das Angebot wahrnehmen. So fällt Kevin nicht aus dem Rahmen. Das Angebot findet einmal wöchentlich am Freitagnachmittag statt. Das Therapiepferd der Kinder heißt Carino und ist ein sehr erfahrenes altes Kleinpferd. Da die Kinder so klein sind, wir aber wegen der Beziehungsförderung trotzdem möchten, dass sie das Pferd auch putzen, haben wir uns geholfen, indem wir die mobile Aufstiegshilfe als Putzplatz nutzen. Mit Hilfestellung können so auch kleine Kinder gefahrlos putzen. Wenn die Kinder auch noch nicht in der Lage sind, das Pferd alleine fertig zu machen, so beteiligen wir sie an der Beschaffung der Materialien (Trense, Longe, Gurt, etc.) und auch wenn der Gurt für ein Kleinkind zu schwer ist, ergibt sich hier die Gelegenheit, Teamwork zu üben.

Als Kevin zur Gruppe stößt, bleibt er bei seiner abwehrenden Haltung dem Pferd gegenüber. Für Kinder, die große Ängste vor dem Pferd haben, ist bei uns immer ein Platz auf dem Holzpferd (es wurde von den Kindern „das Pferd, dass sich nicht bewegt" getauft) reserviert, auf dem die Kinder so lange bleiben, wie sie es möchten, ohne unter Druck gesetzt zu werden.

An das Pferd möchte Kevin zwar nicht heran, aber er ist bereit, sich an der Beschaffung der Materialien (Putzkasten, Ausrüstung des Pferdes) zu beteiligen. Wir gehen darauf ein, indem wir ihn möglichst viel beteiligen, und erfinden neue Aufgaben für ihn. So nehmen wir das Befüllen eines

Heusackes für das zweite Therapiepferd, das sich angebunden in der Halle befindet, und andere Aufgaben hinzu. Zu unserem Stundenaufbau gehört zu Beginn nach dem Fertigmachen ein Aufwärmspiel, und nach einigen Stunden beteiligt sich Kevin auch hierbei. Er fängt an aufzutauen. Sehr zögernd fängt er an, sich dem Pferd zu nähern. Erst bringt er den anderen Kindern Teile des Putzzeuges und geht dann sofort wieder zum Holzpferd zurück. Dann fängt er an, länger an der Aufstiegstreppe unter den anderen Kindern zu verweilen. Schließlich lässt er sich nach einigen Wochen darauf ein, sich am Putzten des Pferdes zu beteiligen. Dabei fällt auf, wie groß seine Ängste wirklich sind. So ist er nur bereit, sich dem Pferd zu nähern, wenn es ihn nicht anschaut. Er äußert die Angst, Carino könne ihn auffressen. Obwohl er ihn schon etliche Wochen in Aktion beobachtet hat und dabei bemerkt haben könnte, dass er keine kleinen Kinder frisst, hat er ein solch tiefes Misstrauen dem Pferd gegenüber.

Ein solches Misstrauen, als Resultat des Unvermögens einzuschätzen, „wie jemand etwas meint", kenne ich von den psychotischen Erwachsenen, die den Reitbereich besuchen nur zu gut. Ebenso die übergroße Ängstlichkeit dem Pferd gegenüber.
Ich bekomme eine Ahnung, um welches Thema es bei Kevin gehen wird. Er hat eine psychisch kranke Mutter, deren von der Norm abweichendes Verhalten er immer mehr bewusst wahrnehmen wird, und die ihm wenig Sicherheit und Orientierung geben konnte. Aufgrund dessen fühlt er sich in unbekannten Situationen sehr unsicher. Die Welt nimmt für ihn schneller bedrohliche Ausmaße an als für andere Kinder. Vertrauensvoll auf andere zu bauen, fällt Kevin schwer. Auch zu Carino wird er erst eine vertrauensvolle Beziehung aufbauen können, wenn er sein Verhalten besser verstehen und einschätzen lernt. Das wird unsere Aufgabe für die weiteren Stunden nach der Winterpause sein. Erst dann wird Kevin bereit sein, sich auf Carinos Rücken

zu setzten, dessen sind wir sicher. Denn ein Pferd zu reiten heißt immer auch, sich ein Stück weit anvertrauen an ein uns körperlich haushoch überlegenes Wesen. Was für ein Schritt für den misstrauischen Kevin!

Kevin von Februar 2004 bis Mai 2004

Leider können wir dieses Jahr erst sehr spät, nämlich Ende Februar, wieder beginnen mit unseren Reit- und Voltigiergruppen, da es noch sehr spät geschneit hat in diesem Winter. Weil wir mit unseren Pferden erst durchs Dorf laufen müssen, können wir immer erst dann beginnen, wenn kein Glatteis mehr auf den Straßen liegt. Nicht nur die Kinder, auch wir sind heilfroh, dass es nun endlich wieder losgeht. Carino freut sich sichtlich, dass er „seine Kinder" wieder sieht, denn auch ihm hat der lange Winter zugesetzt. Kevin beteiligt sich wie vor der Winterpause gerne an der Ausführung von Serviceaufgaben (Auffüllen des Heusackes etc). Zudem beteiligt er sich an den Spielen und am Putzen des Pferdes, wenn er nicht alleine am Kopf des Pferdes ist. Wir dolmetschen Carino vielfältig für ihn, erklären, was er gerne mag und was er nicht so gerne hat. Er fängt an, sehr kreative Übungen auf dem Holzpferd zu entwickeln. Dabei fällt uns auf, dass er sehr selten eine Übung der Kinder auf dem Pferd nachmacht. Seine Übungen sind selbst erfunden. Wir versuchen ihn in die Gruppe einzubeziehen, indem wir ihn bitten, für die Kinder auf dem Pferd seine Übungen vorzuturnen, damit sie sie auch einmal ausprobieren können. Immer wieder bieten wir Kevin an, seine Übungen auf Carino auszuprobieren. Schließlich lässt er sich darauf ein und wagt sich auf Carino. Auf dem Pferd zeigt er mit erstaunlicher Sicherheit seine Übungen. Er hat ein sehr gutes Gespür dafür, was er sich zutrauen kann und was nicht. Auf keinen Fall möchte er vorgeschlagene Übungen von uns ausführen. Auch helfen dürfen wir nur sehr wenig. Hier wird uns klar, was Kevin für Schlussfolgerungen aus seinem bisherigen Lebensweg gezogen hat. Er ist vier Jahre, und er bastelt sich mit großer Kreativität seine Aufgaben selber.

Er verlässt sich auch hier lieber auf sich selbst als auf andere. Was wir von ihm wollen, lehnt er rundweg ab. Uns wird bewusst, in welchem Ausmaß er sich damit selber überfordert. Aber er hat fast ein Jahr nach Beginn seiner Therapie den Schritt auf Carinos Rücken gewagt. Er hat sich darauf eingelassen, doch ein Stück weit zu sein wie alle anderen Kinder (er turnt wie alle auf dem richtigen Pferd) und ist so uns allen und sich selbst ein großes Stück näher gekommen.

Kevin von Mai 2004 bis Ende Juli 2004

So wie Du bist, bist Du richtig und gut!

Kevin ist nur sehr zögernd bereit, sich weiter auf uns einzulassen, indem er Übungsvorschläge von uns ausprobiert. Uns fällt auf, dass er Übungen auch dann ablehnt, wenn er sie sich noch nicht zutraut. Also bieten wir ihm Übungen am stehenden Pferd an, die er auch ausführt. Besonders gerne macht er Entspannungsübungen wie den toten Indianer u. a.

Gerade bei Kindern, die frühe Bindungsdefizite mitbringen, können wir oft beobachten, dass sie auf dem Pferd früher oder später die Tendenz haben zu regredieren. Am liebsten legen sie sich dann auf das Pferd und lassen sich einfach nur tragen. Wir lassen die Kinder stets so lange in dieser Phase, in der das Ankuscheln an das Pferd das zentrale Thema ist, wie sie es brauchen.

Daher sind wir froh, dass Kevin anfängt, Carino zu vertrauen, und so das, was er in seiner frühen Kindheit zu wenig an Sicherheit und Geborgenheit erfahren hat, ein Stück weit nachholen kann. Auf eine solche Phase des Nachholens erfolgt immer ein Entwicklungsschritt. Das zeigt die Erfahrung. Somit hat Kevin sich auf den richtigen Weg gemacht.

Die anderen Kinder haben sich gewünscht, in der letzten Stunde vor der Sommerpause eine Vorführung für ihre Mütter zu geben. Sie möchten zeigen, was sie gelernt haben. Alle Kinder üben vier Übungsstunden lang wie die Weltmeister, und auch Kevin beteiligt sich und übernimmt sogar einige Übungsvorschläge von uns. Sein Kuscheln mit Carino gerät dadurch leider etwas in den Hintergrund. Aber er bekommt viel Anerkennung von den anderen Kindern, weil er sich an ihrem gemeinsamen Tun beteiligt und mitübt. Er fängt an, sich in die Gruppe zu integrieren. Schließlich ist der große Tag gekommen, und Kevin überrascht uns damit, dass er als einziges Kind nicht mitturnt. Wir akzeptieren seine Entscheidung und setzen ihn nicht unter Druck. Wir loben ihn vor der Mutter sehr, damit der Misserfolg für ihn nicht zu groß wird.

Das sind die Momente in meiner Arbeit, in denen ich mich inkompetent fühle und mich frage, ob ich blind und uneinfühlsam gewesen bin. Wem galt Kevins Verweigerung? Der Mutter, die wenig einfühlsam ist und von der er sich deshalb distanziert? Oder mir, die ich in einer Phase, in der er sich nichts wünschte, als mit dem Pferd zu kuscheln, eine Vorführung zum Thema machte und so auch wenig einfühlsam war? Ich zermürbe mich noch eine Zeit lang darüber, und meine Kollegin und ich beschließen nach der Sommerpause, noch viel mehr als bisher darauf zu achten, dass die Kinder sich selbst verwirklichen können. Eine wirklich individuelle Förderung legitimiert, dass drei Kinder für eine Vorführung üben, weil sie dies gerne wollen, und ein viertes Kind kuschelt, weil es dies im Moment braucht. Denn gerade dies ist es doch, was wir den Kindern vermitteln wollen. So wie sie sind, in ihrer Verschiedenheit und ihren unterschiedlichen Entwicklungsstufen, sind sie richtig und gut!

Kevin von September 2004 bis Oktober 2004

In dieser Sommerpause ist Carino oft krank gewesen. Er hatte mehrere Koliken, und bei einem der Arztbesuche stellte sich heraus, dass er nun auch noch einen Herzklappenfehler hat. Aufgrund dessen dürfen wir ihn nur noch schonend einsetzen. Wir wollen uns zwar nur ungern für ein neues Pferd entscheiden, aber für unsere Kindergruppe ist ein nur eingeschränkt leistungsfähiges Pferd wenig sinnvoll. Schließlich müssen gerade diese Kinder dauernd Rücksicht nehmen auf ihre kranken Mütter. Daher wollen wir nicht, dass sie sich dauerhaft auch beim Voltigieren zurücknehmen müssen (Carino kann überwiegend nur noch Schritt gehen), und beantragen ein neues Pferd. Wir klären die Kinder über Carinos Gesundheitszustand auf und auch über seine zukünftige Belastbarkeit. Gemeinsam überlegen wir, wie wir die nächsten Stunden gestalten können, wobei die Kinder viele kreative Ideen entwickeln. Wir planen Ausritte im Schritt mit beiden Therapiepferden, sowie Geschicklichkeitsspiele und ähnliches. Die Kinder wollen genau wissen, wie Carino zeigt, wenn er zu müde wird, und obwohl wir erstaunlich wenig direkte emotionale Reaktionen von ihnen bekamen, sollen die nächsten Stunden viel mehr Nähe und Zuwendung zum Pferd zum Thema haben als je zuvor.

Das ergibt sich zum einen daraus, dass von uns die Putzsituation bewusst verlängert wird, um Carino zu schonen. Daher nehmen wir nun auch das Putzen des Kopfes und das Ausziehen des Halfters und das Auftrensen dazu. Dabei bemerken wir, dass alle Kinder Berührungsängste am Kopf des Pferdes haben. Der Kopf und besonders die Augen aber verkörpern und verdeutlichen die Persönlichkeit eines Pferdes am deutlichsten. Uns wird klar, dass alle Kinder noch Defizite im Beziehungsaufbau aufweisen.

Auch dies ist häufig zu beobachten in unserer Arbeit mit den Kindern psychisch kranker Mütter. Zum einen sind die Kinder entweder extrem ängstlich und wie Kevin misstrauisch dem Pferd gegenüber. Zum anderen zeigen sie oft auch wenig Einfühlungsvermögen oder, wie in diesem Fall, ein Vermeidungsverhalten im Bezug auf eine tiefer gehende emotionale Beziehung zum Pferd, die fast gefühlskalt wirken kann, es aber auf keinen Fall ist. Es zeigt vielleicht, dass diese Kinder bisher keine tiefer gehende Beziehung erlebt haben und somit nicht wissen, wie es geht.

Bewusst nehmen wir das Putzen des Kopfes und das Auftrensen von Carino hinzu, und nach und nach trauen sich die Kinder, mehr Nähe zuzulassen. Beim Voltigieren zeichnet sich bei Kevin nun ganz deutlich eine Vorliebe für das Liegen auf dem Pferd ab. Er zeigt uns so deutlich, dass er dies jetzt für sich braucht, dass wir ihm die Möglichkeit geben, indem wir ihn jedes Mal fragen, was er machen möchte, wenn er auf dem Pferd sitzt. Viele Voltigierstunden verbringt Kevin in der Bauchlage auf dem Pferd. Dabei entspannt er sich und wirkt heiter und gelöst. Oft lächelt er uns zu, oder aber er ist in sich versunken. Auch die anderen Kinder fragen wir jetzt vermehrt nach ihren Wünschen, da wir die Stunde insgesamt abkürzen müssen und schnellere Gangarten wegfallen. So dienen diese Stunden den Kindern auch zur Selbstbestimmung und dem Erkennen von eigenen Wünschen. Immer wieder wünschen sich die Kinder Spiele am Pferd, sodass die Gruppe zusammenwächst, mit Kevin mittendrin, der sich mittlerweile mit Feuereifer an allen Gruppenaktivitäten beteiligt. Die Kinder äußern auch den Wunsch, für Carino etwas Gutes zu tun. So nehmen wir am Ende der Stunde das Wälzen dazu, was er sehr gerne macht. Hier ist Carino frei, und es ist interessant zu sehen, dass die Kinder auch hier noch Unsicherheiten zeigen. Leider kommt Carino bei einer solchen Gelegenheit Kevin zu nahe mit seinem Kopf, sodass der in Tränen ausbricht. Uns wird klar, dass Kevin noch längst nicht all sein Misstrauen und seine tiefsitzenden Unsicherheiten bewältigt hat, aber wir hoffen, dass seine Beziehung zu Carino so gefestigt ist, dass dieser Schock keine Nachwirkungen hat.

Kevin von Oktober 2004 bis Dezember 2004

Abschied von Carino

In der nächsten Stunde geht Kevin wieder auf Carino zu, als ob nichts gewesen wäre. Leider verschlechtert sich dessen Gesundheitszustand zusehends. Er ist müde und erschöpft, sodass wir ihn immer weniger be lasten mögen. Die Gruppe hat sich verkleinert, da ein Kind ausgezogen ist und immer mal wieder ein Kind erkältet ist. Kevin nutzt nach wie vor jede Chance, um mit Carino zu kuscheln. Ende November zeigt Carino so deutliche Erschöpfungssignale, dass wir beschließen, das Voltigierangebot mit ihm nicht mehr fortzusetzen. Bis zur Winterpause, in der wir hoffentlich ein neues Pferd finden, können die Kinder ihn aber in seinem Stall besuchen und putzen kommen. Bei diesen Besuchen zeigt sich uns, wieviel Zuneigung die Kinder wirklich zu Carino entwickelt haben. Sie bringen ihm Leckerlies mit und begrüßen ihn wirklich überschwänglich. Das Putzen bekommt eine besonders liebevolle Note. Auch Carino zeigt uns deutlich, dass er sich freut, die Kinder wieder zu sehen. Es ist so, als träfen sich alte Freunde wieder. So viel Nähe und Zuwendung und Vertrautheit hat es zuvor noch nicht gegeben. Auch Kevin geht einen Riesenschritt auf Carino zu. Er stellt sich direkt vor ihn und kämmt ihm den Schopf, wobei Carino seinen Kopf extra auf Kleinkinderhöhe hält. Ein fast magischer Moment, der uns zeigt, dass Kevin nun in der Lage ist, Carino zu vertrauen und ihn realistischer als zuvor einzuschätzen. Dadurch, dass das Pferd so krank geworden ist und so deutlich Schwäche zeigt, ist es ihm nahe gekommen. Ein neues Einfühlungsvermögen und das Ausleben einer sehr liebevollen versorgenden Art sind bei der gesamten Gruppe zu beobachten. Bei ihrem letzen Besuch fragen wir die Kinder, was für ein Pferd sie sich von all den Pferden, die um sie herum sind, aussuchen würden. Sie zeigen spontan auf das Norwegerpony Nepomuk. Wir hoffen, dass wir in der Winterpause ein geeignetes Pony für sie finden.

Kevin von Februar 2005-Juli 2005

Wir haben tatsächlich ein Norwegerpony gefunden und gekauft, das optimal für unsere Kinder geeignet ist. Er heißt Nobby, ist zwölf Jahre alt und so kinderlieb, dass wir ihn sofort einsetzen können. Da er keine abgeschlossene Voltigierausbildung hat, sichern wir ihn allerdings noch ab, indem ich mit der Führkette außen mitgehe. Die Kinder fassen sehr schnell Vertrauen zu ihm, wohl auch, weil er kleiner als Carino und so für die Kinder überschaubarer ist. Nobby hat ein Sommerekzem und wird daher sehr gerne geputzt. Sehr deutlich zeigt er den Kindern sein Wohlbefinden, wenn sie eine gute Kratzstelle gefunden haben. Nobby liebt Körperkontakt und wir unterstützten dies, indem wir den Kindern auch anbieten, ihn von oben (ein Kind oder zwei können auf seinem Rücken sitzen) zu putzen. Besonders Kevin ist hiervon begeistert. Immer wieder massiert und schubbert er Nobby von oben, wobei er genau beobachtet, wann dieser sein Genießergesicht aufsetzt. Ich bekomme eine Ahnung, um welches Thema es nun bei Kevin gehen wird. Er möchte die Dinge mehr in die Hand nehmen und ganz genau wissen, welche Auswirkungen seine Handlungen haben. *So wundert es mich nicht, dass er in einer der nächsten Stunden den Wunsch äußert, das Pferd zu führen. Die anderen Kinder ziehen mit und probieren es alle einmal. Kevin ist sehr stolz, dass es ihm so gut gelingt. Auf dem Pferd hat sich ebenfalls eine Änderung ergeben. Während die ersten zwei Stunden noch eher das Liegen in der Bauchlage im Vordergrund stand, entdeckt Kevin nun die Geschwindigkeit für sich. Auch die anderen Kinder zeigen sich begeistert von der Möglichkeit, schneller zu reiten, da sie ja doch längere Zeit darauf verzichten mussten. Fester Bestandteil der Stunde wird ebenfalls das Festhalten oder Führen von Nobby. Besonders Kevin baut sich mit unseren Materialien wahre Führparcours, die er mit ihm zu meistern versucht. Wenn er auch nicht immer den Überblick darüber hat, durch welche enge Kurve das Pferd sich noch hindurchzwängen kann, so ist sein unbändiger Wunsch nach Selbst-*

bestimmung weitgehend von partnerschaftlichem Verhalten geprägt. Zu wenig Einfühlung quittiert Nobby deutlich mit unwilligem Kopfschlagen. Zudem dolmetschen wir ihn wenn nötig, denn an diesem Punkt geht es uns neben der Selbstbestimmung auch um die Förderung von sozialen Kompetenzen. Selbstbestimmung ist ja nur solange in Ordnung, solange ich nicht die Grenzen anderer überschreite. Die eigenen Grenzen und Möglichkeiten und die des Partners auszuprobieren und zu erleben, das ist der neue Weg, auf den Kevin sich zusammen mit Nobby aufgemacht hat!

Schlussbetrachtung

Aus dem verunsicherten ängstlichen Kleinkind Kevin ist in den letzten zwei Jahren ein lebensbejahender, neugieriger und altersgemäß abenteuerlustiger und risikobereiter Junge geworden. Das Verhältnis zu seiner Mutter ist nach wie vor nicht unproblematisch. Denn die Mutter ist chronisch psychisch krank und auch weiterhin nicht in der Lage, ihm mit der nötigen Einfühlung zu begegnen. Das Verhaltensmuster, das Kevin als Kleinkind aus tiefer emotionaler Not entwickelte, basierte auf Ablehnung, weil er sich selber abgelehnt fühlte. Es basierte auf Verweigerung, weil ihm Einfühlung in seine Bedürfnisse verwehrt blieb. Wenn Kinder sich schon in so jungen Jahren als Überlebensweg die emotionale Isolation suchen, wird meistens jede ihrer Beziehungsaufnahmen durch Misstrauen und Ängste erschwert. Hier kann ein Pferd, da es neutral und nicht wie Menschen negativ besetzt ist, einen Neuanfang ermöglichen. Einen Neuanfang deshalb, weil das Pferd dadurch, das es trägt, in der Lage ist, der frühesten emotionalen Störung eines Kinderlebens, nämlich dem Gefühl des „Abgelehnt werdens" seitens der primärem Bezugsperson, etwas entgegen zu setzen. Es bietet seine Nähe auch dem an, der nicht gelernt hat, sich jemanden anzuvertrauen. Es bietet engen warmen Körperkontakt auch demjenigen an, der nie gelernt hat sich anzuschmiegen. Es begegnet hochsensibel und einfühlsam auch dem, der niemals so wahrgenommen wurde, wie er wirklich ist. Über die Regression auf seinem Rücken können früheste Entbehrungen zumindest teilweise nachgeholt werden. So kann aus tiefer Verunsicherung und Misstrauen dann über die Beziehung zum Pferd doch noch Vertrauen in sich und andere entstehen. Dies ist bei Kevin ganz deutlich geschehen. Auf diesem für Kevin so entscheidend wichtigen Grundvertrauen konnte sich dann seine weitere Entwicklung aufbauen. Je klarer wir uns über den Krankheitszustand seiner Mutter wurden, desto klarer wurde uns auch, dass es nach seiner psychischen Stabilisierung eine unserer Hauptaufgaben sein wird, Kevins Unabhängigkeit und Selbstständigkeit zu fördern. Eine nicht leichte Aufgabe auch deshalb, weil Kevin vermutlich noch lange in der betreuten Wohnform verbleiben wird. Es ist fraglich, inwiefern seine Mutter irgendwann einmal in der Lage sein wird, selbstständig mit ihm leben zu können. Daher ist es als äußerst positiv anzusehen, dass die betreuten Wohnheime heutzutage wohnortintegriert sind, sodass die Kinder normale Kontakte zu anderen Kindern außerhalb des Hauses führen können. Auch Kevin hat es geschafft, Kindergartenfreundschaften aufzubauen, und somit steht seinem anstehenden Schulbesuch, von seinem Sozialverhalten aus betrachtet, nichts mehr im Weg. Er hat gelernt sich anzupassen, aber er hat auch nach wie vor ein Stück weit seine innere Unabhängigkeit beibehalten. Dies erscheint uns seinen Lebensumständen durchaus angepasst, da er sich von seiner chronisch psychisch kranken Mutter im Laufe des Heranreifens distanzieren muss, um selbst ein erfülltes, gesundes Leben führen zu können. In diesem Sinne unterstützen wir ihn auch weiterhin mit Nobby. Um seinem derzeitigem Thema, der Selbstbestimmung, besser entsprechen zu können, haben wir ihn nur noch mit einem weiteren Kind zusammen in der heilpädagogischen Voltigierstunde. So können die beiden Kinder den Ablauf der Stunde individueller mitbestimmen. Die eigenen Möglichkeiten und Grenzen zu erfahren, wird somit ermöglicht. Im nächsten Schritt sollen dann aber auch die Möglichkeiten und Grenzen des Partners Pferd erkannt werden. Gerade bei Kevin ist es uns wichtig, dass er lernt, den Schwächen eines Partners mit Fairness zu begegnen. So hoffen wir, dass irgendwann die Ablehnung und Rebellion gegen seine Mutter einem von Fairness geprägten Verständnis für ihre Schwächen weichen kann.

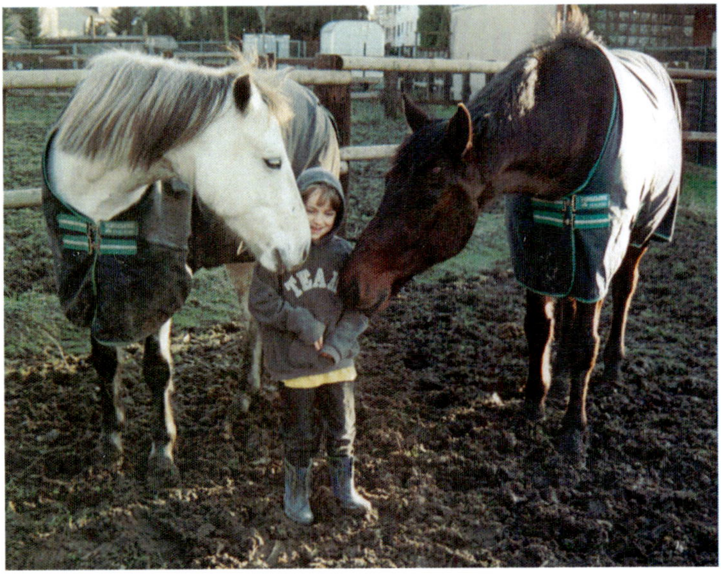

Ein domestiziertes Pferd muss lernen, seinen Fluchtreflex zu überwinden. So wird es zum Vorbild und idealen Begleiter für den Menschen im Bezug auf Bewältigungsstrategien der Angst.

Monika Mehlem

(Mehlem 2005, S. 21,22)

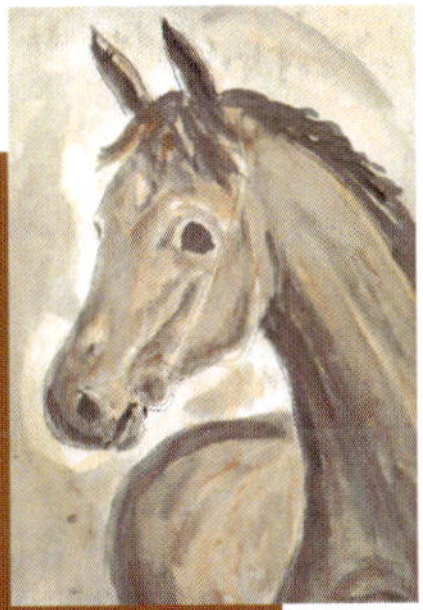

Kapitel 3: Warum Menschen durch Pferde selbstbewusster werden können

Angst und Reiten

Für uns Menschen ist die Fähigkeit, Angst empfinden zu können, zum Überleben notwendig. Sie ist für uns ein Alarm- und Warnsignal. Alle Aufmerksamkeit wird auf die Gefahrensituation gerichtet, und wir entscheiden, die Situation zu bewältigen oder ihr auszuweichen. Die Schwelle der Angstempfindung ist von Mensch zu Mensch verschieden und hängt auch davon ab, wie viel Vertrauen wir in der Kindheit erwerben konnten. Was der Eine als höchst beängstigend empfindet, ist möglicherweise für den Anderen noch lange kein Grund zur Beunruhigung. Besonders bewusst werden Ängste dagegen von allen Menschen wahrgenommen, wenn sie vertraute Bahnen in ihrem Leben verlassen und sich auf bisher nicht Gekanntes und nicht Gekonntes einlassen. So ist letztendlich jede Entwicklung und jeder Reifungsschritt mit Angst verbunden (vgl. Riemann, 1997). Wenn wir eine angstbesetzte Situation meistern, lässt uns dies ein Stück reifen, während das Ausweichen vor ihr unsere Entwicklung stagnieren lassen kann.

In meinem Arbeitsfeld begegne ich Menschen, die in ihrer Kindheit so wenig Vertrauen erwerben konnten, dass sie eine Angststörung entwickelt haben. Sie fühlen sich ihren zahlreichen Ängsten hilflos ausgeliefert und versuchen daher, angstbesetzte Situationen zu vermeiden, so gut es eben geht. Häufig geht ihnen dabei die Fähigkeit verloren, zu erkennen, wie gefährlich eine Situation tatsächlich ist und wie viele Fähigkeiten in ihnen selber stecken. Sie trauen sich extrem wenig zu, und ihre Wahrnehmung der Realität ist sehr zu ihren Ungunsten eingefärbt. Ein Entkommen aus diesem Teufelskreislauf ist dann möglich, wenn es gelingt, diffuse Ängste fassbar zu machen und sie in konkreten Situationen auf ihren Wirklichkeitswert zu überprüfen.

Hier setzt die Arbeit mit Pferden als Co-Therapeuten an, denn Pferde können Menschen helfen, ihre Ängste differenzierter wahrzunehmen. Das liegt daran, dass sie als Flucht- und Steppentiere oft selbst instinktiv vorsichtig und ängstlich sind. Ein Pferd, das große Angst hat, wird dem Impuls zu fliehen nachgeben, es ist dann unberechenbar und potentiell gefährlich. Im Umgang mit Pferden wird daher Angst in jedem Fall zum Thema. Ein Pferd, das Angst hat, sucht nach Führung und Sicherheit, auch beim Menschen. Wer selber aufgeregt oder ängstlich ist, bietet einem Pferd keine Sicherheit, denn Pferde können emotionale Spannungszustände eines Menschen wahrnehmen. Dies können sie so gut, dass diese sich oft noch übertragen und potenzierend auswirken. Es ist ein bekanntes Phänomen, dass Pferde, die eigentlich eher normal ängstlich sind, mit einem sehr unsicheren Reiter im Laufe der Zeit immer ängstlicher und schreckhafter werden können. Wer mit Pferden umgeht, lernt auf diese Weise sehr viel über seine eigenen Ängste. Man kann erfahren, ob man sich schnell hilflos fühlt, oder ob man eher versucht, durch Handeln eine Situation zu bewältigen. Besonders Ängste vor Kontrollverlust werden sehr deutlich. Wie viel ich mir selber zutraue, wird ebenfalls offenbar. Da gibt es Reiter, die ganz souverän ihren Pferden durch angstbesetzte Situationen helfen, weil sie sich zutrauen, mit deren Reaktion in jedem Fall zurechtzukommen. Diese Reiter haben meist nach kurzer Zeit erstaunlich mutige und selbstbewusste Pferde. Reiter, die sich ihrer selbst nicht so sicher sind, können in konkreten Situationen ein Gespür dafür entwickeln, was sie schon können und was sie besser lassen sollten. Wenn man nach dem Motto „Ich begebe mich mit dem Pferd nur in Situationen, in denen ich mich wohl und sicher fühle" vorgeht, stellt man sehr genau fest, wo man steht.

Einer Angst, die man erkennt, kann man sich bewusst stellen

Im Umgang mit einem Pferd wird Angst konkretisiert. Tritt sie auf, ob beim Pferd oder beim Menschen, ist es eigentlich nicht möglich, sie zu übergehen. Das Pferd kann sich nicht verstellen, und dem Menschen wird es nicht gelingen, da man einem Pferd nichts vormachen kann. Als ich meine Arbeit in der Psychiatrie begann, fiel mir als Erstes die sehr große Ängstlichkeit vieler Besucher des Reitbereiches auf. Die Ängste und Spannungen waren so deutlich, dass ich sie fast körperlich spüren konnte. Damals übernahm ich von meiner Vorgängerin zwei Kleinpferde, die eigentlich beide eher temperamentvoll als ruhig und ausgeglichen waren. Das wichtigste Kriterium für das nächste Pferd, das ich für die Einrichtung anschaffte, war für mich daher die Ausgeglichenheit. Ich versuchte quasi das Problem zu umgehen, indem ich das Pferd ruhig stellte. Heute weiß ich, dass mich dies von meinem Ziel, die Ängste meiner Bewohner zu konkretisieren, um ihnen die

Möglichkeit einer Überprüfung auf deren Realitätsbezug zu geben, entfernt hat. Diese Erkenntnis verdanke ich unserem Pferd Ado. Als ich ihn kaufte, wirkte er sehr ruhig, aber auch neugierig, vor allem war er sehr schmusig und schien vertrauensvoll Menschen gegenüber zu sein. Damals war er fünf Jahre alt. Schon nach einigen Tagen im Kölner Stall offenbarte sich Ado als absolut verunsichertes und ängstliches Pferd. Er scheute vor Traktoren, erschreckte sogar in seiner Box, und als ich ihn putzte und aus Versehen den Putzkasten umwarf, brachte er mich fast um, so sprang er zur Seite. Ado brachte mich wirklich zum Verzweifeln, er hatte vor allem Angst und vertraute nichts und niemandem. Auch im Umgang mit seinen Artgenossen erwies er sich als schwierig. Er verhielt sich hier überschießend und rüpelhaft, sodass alle unsere Pferde Bisswunden bekamen und einem Pferd sogar ein Stück vom Ohr abgebissen wurde. Damals wusste ich noch nicht, dass Ado sich aus Unsicherheit das Motto: Angriff ist die beste Verteidigung! zu Eigen gemacht hatte. Ich sah auch noch nicht, wie ähnlich er in seinem Verhalten vielen Besuchern des Reitbereiches war. Denn auch er stufte alles Unbekannte als Gefahr und Bedrohung ein. Ich wusste nicht, wie ich aus diesem Pferd jemals ein verlässliches Therapiepferd machen sollte. Ich war kurz davor, der Einrichtung Ado abzukaufen, da mir das Gewissen wegen dieses schweren Fehlkaufes sehr schlug. Aber Ado hatte auch etwas, was mich anrührte, und das war seine Menschenbezogenheit. Da er mit den anderen Pferden nicht gut zurechtkam, suchte er intensiv meine Nähe. Hatte er Angst, versuchte er mir buchstäblich auf den Arm zu springen, sodass ich ihn zu meiner Sicherheit nur noch mit Gerte führte.

In einer Sache war Ado allerdings sehr zuverlässig. Er war bereits anvoltigiert, als ich ihn übernahm, und das Turnen auf seinem Rücken, machte ihm scheinbar Spaß. Hier war er mit Feuereifer dabei, und was ich besonders nett fand: wenn er befürchtete, die Menschen auf sei-

nem Rücken würden herunterfallen, blieb er von sich aus stehen. Er passte auf sie auf! So beschloss ich, Ado eine Chance zu geben, und ich setzte ihn zunächst nur für das Voltigieren ein.
Mit seiner Zutraulichkeit kam er bei den Besuchern des Reitbereiches gut an, und auch hier zeigte er dieselbe Fürsorglichkeit wie im Training. Er blieb stehen, wenn er „seinen Menschen" in Gefahr wähnte. Doch viele meiner Reiter waren es von seinem Vorgänger gewohnt, mit mir auszureiten, und daran war mit dem schreckhaften Ado nun gar nicht zu denken. Also schenkte ich ihnen reinen Wein ein und erklärte, dass Ado, um an das Ausreiten gewöhnt zu werden, zunächst im Gelände spazieren geführt werden müsste. Seine Angst wurde damit offen zum Thema. In den gemeinsamen Spaziergängen lernten dann eigentlich alle, seine Führer, ich und auch Ado, einen bewussteren Umgang mit Ängsten.
Die Führer konnten erfahren, dass sie in der Lage waren, einem so großen Wesen Sicherheit und Halt zu geben. Sie konnten aber auch spüren lernen, wann sie selber zu unsicher wurden und lieber Hilfe bei mir oder meiner Kollegin suchten. Auch dies ist eine wichtige Entscheidung im Umgang mit Ängsten. Wird sie bewusst getroffen, muss nicht unbedingt das Selbstbewusstsein darunter leiden. Denn aus einem „Das traue ich mir nicht zu", kann ein „das traue ich mir noch nicht zu" werden. Ado, erfuhr, dass die Menschen ihm Unterstützung geben wollten und er blieb jetzt bei ihnen stehen, wenn er Angst hatte, anstatt kopflos davon zu stürmen.

Ich lernte, wie wichtig es ist, Gefühle, welcher Art auch immer, zuzulassen und anzunehmen. Auf diese Weise sind wir alle in der Begegnung miteinander gewachsen.
Für Menschen, die Schwierigkeiten haben, das Verhalten anderer zu deuten, ist es sogar von Vorteil, wenn das Pferd seine Befindlichkeit

zeigt. Ein Pferd, das deutlich seine Angst zeigt, ist leichter zu durchschauen als ein regungslos dastehendes.

Heute habe ich keine Angst mehr vor ängstlichen Pferden. Sie bringen Klarheit und zeigen einem, wo man steht. Vor allem aber geben sie einem die echte Chance, eigene Unsicherheiten und Ängste zu verarbeiten, da wir uns ihnen stellen lernen. Dieser Prozess begleitet uns ein ganzes Reiterleben hindurch, wobei es nie an neuen Herausforderungen mangelt. Wir meistern den ersten Sprung, wagen den ersten Ausritt, reiten ein fremdes Pferd oder reiten vielleicht sogar einmal junge Pferde an. Das permanente Meistern von angstbesetzten Situationen ist es, was unsere Psyche im dauerhaften Umgang mit Pferden stärkt und unser Selbstvertrauen wachsen lässt!

Eine Frage des Vertrauens!

Eine Fallbeschreibung aus der heilpädagogischen Förderung mit dem Pferd für psychisch kranke Erwachsene

Für Laco

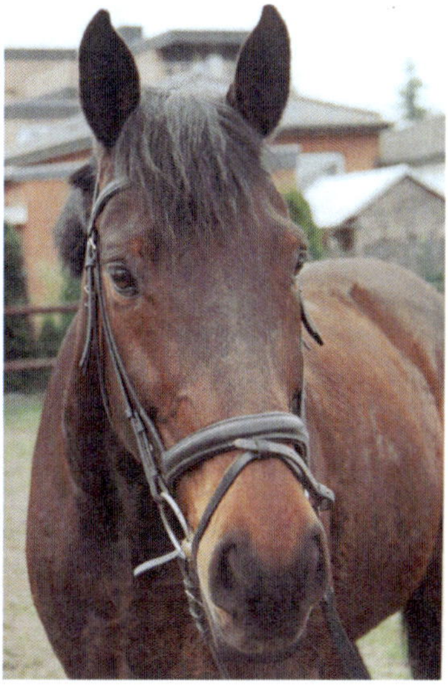

Die Pferdewahl

Herr A. nimmt im Frühjahr 2002 zum ersten Mal am heilpädagogischen Reiten teil. Er wohnt seit drei Jahren in der betreuten Wohnform, zu der auch der Reitbereich gehört. Davor war er ein halbes Jahr obdachlos. Herr A ist klein und gebeugt von der Körperhaltung. Er kann wenig direkten Blickkontakt aufnehmen und hält den Kopf meist gesenkt. Sein verbaler Kontakt ist einsilbig und auf das Nötigste beschränkt, wobei seine Stimme auffallend eintönig ist. Dies ist eine Situation, die ich auch heute noch manchmal als schwierig empfinde, da ich, wenn mir jemand sowenig über sich mitteilen kann, leicht der Versuchung verfalle zu phantasieren, was ich dieser Person anbieten kann, wo ich doch eigentlich lieber abwarte, bis sich ein Thema entwickelt. Daher entscheide ich mich dafür, ihm die Pferde vorzustellen, mit dem Angebot, dass er sich von den beiden Pferden das heraussuchen kann, mit dem er näheren Kontakt aufnehmen möchte.

Ich habe gelernt, dass sich Menschen meistens unbewusst das Pferd aussuchen, an dem sie sich am besten weiterentwickeln können. Dabei werden offene Wünsche oder Konflikte auf das Pferd projiziert, die dann stellvertretend an ihm ausgelebt oder bearbeitet werden können. Man kann sich zum Beispiel ein Pferd aussuchen nach einer Wunschvorstellung von sich selbst. Ein Grund, weshalb ein Pferd abgelehnt wird, kann sein, dass es an Anteile der eigenen Persönlichkeit erinnert, die man an sich selbst nicht gerne sieht. In der Therapie erlebe ich es häufig, dass Menschen sich zu Beginn für ein Pferd entscheiden, welches ihrer Persönlichkeit ähnelt.

Herr A. entscheidet sich für den 25jährigen Carino. Carino ist als Fohlen alleine mit seiner Mutterstute aufgewachsen und hat niemals mit anderen Fohlen gespielt. Im Alter von zehn Jahren wurden beide Pferde der Einrichtung geschenkt. Als ich Carino dort kennen lernte, war er auffallend dürr, da die Mutterstute ihm immer das meiste seines Futters wegfraß. Dagegen wehrte er sich nicht, sondern stellte sich mit dem Gesicht von ihr abgewendet in eine Ecke. Ich sah ihn nie im Körperkontakt mit seiner Mutter oder anderen Pferden. Im Gegenteil, in einer Herde fühlt er sich anscheinend unwohl, denn er stellt sich stets abseits. In Konfliktsituationen sucht er sich auch hier eine Ecke, in der er sich in seine eigene Welt flüchtet. Mit der Pferdewahl von Herr A. bekomme ich eine Ahnung, um welches Thema sich die nächsten Therapiestunden drehen könnten, denn wie es scheint, haben Carino und er eine große Gemeinsamkeit: den Rückzug in sich selbst. Dies ist ein Überlebensmechanismus, auf den ich schon einige Male bei psychotischen Menschen gestoßen bin. Bei Herrn A. manifestiert er sich nach außen deutlich, in der nach vorn gebeugten Kopf- und Körperhaltung durch die er auch in der Wahrnehmung seiner Umwelt erheblich behindert ist.

Beide haben Entbehrungen erlebt. Herr A. auf der Strasse, Carino durch eine Mutter, die ihm alles wegfraß. Beide haben ein Kontaktproblem. Von

Carino weiß ich, dass hinter seiner manchmal eigenbrötlerischen Fassade ein überaus sensibler und liebenswerter Kern steckt. Ob der bei Herrn A. auch irgendwann zum Vorschein kommen wird?

Bodenarbeit mit Carino

April bis September 2003

Herr A. ist sehr angezogen von Carino, gleichzeitig aber sehr ängstlich, wenn sich das Pferd auch nur ein wenig bewegt und nicht ganz stillsteht beim Putzen. Auch hier nimmt er wenig wahr. So putzt er zum Beispiel lange ein und dieselbe Stelle, ohne das ganze Pferd wahrnehmen zu können. Bei den ersten Führversuchen ist er so unkoordiniert, dass er Carino fast vor die Füße läuft. Da der Blick von Herrn A. auch beim Führen meist auf den Boden gerichtet ist und er nur hastig ab und zu den Kopf zur Orientierung hebt, fange ich an, Hindernisse, wie bunte Plastikkegel und Holzstangen auf den Boden der Reithalle zu platzieren. Da seine Aufmerksamkeit überwiegend auf den Boden gerichtet ist, möchte ich auch am Boden, also dort, wo er sich am sichersten zu fühlen scheint, mit der Arbeit beginnen. Carino sorgt dafür, dass die Aufmerksamkeit von Herrn A. auch immer wieder auf ihn gelenkt wird, indem er stehen bleibt, wenn er nicht eindeutig genug gezeigt bekommt, wo er hingehen soll. Carino ist wirklich sehr behutsam und vorsichtig mit Herrn A. Dieser nimmt die Reithalle und seine Führwege dann soviel besser wahr, dass ich Spaziergänge ins Gelände dazunehme. Herr A. wirkt viel lebendiger hier, er nennt Carino seinen Freund. Bei sehr ängstlichen Bewohnern setzte ich mich als Vorstufe zum Reiten selbst auf das Pferd und lasse mich führen. Damit mache ich deutlich, dass ich sowohl dem Pferd als auch dem führenden Bewohner vertraue. Häufig ebnet das den Weg für eigene Reitversuche des Bewohners. Herr A. entscheidet, dass er Carino bald reiten möchte.

Reiten auf Carino

Oktober bis Dezember 2003

Das Aufsteigen auf Carino ist sehr aufregend für Herrn A., obwohl wir es oft am Holzpferd geübt haben. Auffällig ist, dass er fast panisch ist beim Anreiten und sichtbar erschrickt, wenn sich das Pferd in Gang setzt. Wenn Carino dann in einem gleichmäßigen, ruhigen Schritt geht, genießt er das Getragen werden und strahlt dabei. Sobald aber etwas für ihn Unvorhergesehenes passiert (Schnauben, Stolpern etc.), erschrickt er so stark, dass er ein blasses Munddreieck hat, wie in einem Schockzustand. Trotzdem möchte er nie absteigen von Carino, die Faszination des Getragen w erdens überwiegt. Auch das Absteigen ist stets aufregend für Herrn A. Er ist jedes Mal sehr hektisch dabei. Zwei Ängste äußert Herr A. auf Nachfrage: die Angst, dass Carino ihn abwirft, und die Angst, dass er einfach so vom Pferd fällt. Er vertraut also im Grunde genommen weder sich selbst noch dem Pferd. Leider hat Carino altersbedingt im letzten halben Jahr so abgebaut, dass ich mich entscheiden muss, ihn nur noch für eine Kindergruppe einzusetzen. Herrn A. steht also wohl oder übel ein Pferdewechsel bevor. In der Abschiedsstunde mit Carino wünscht er sich einen Spaziergang, wie wir ihn am Anfang oft gemeinsam unternommen haben. Ich mache einige Photos von ihm und Carino, *damit er eine Erinnerung an ihn hat. Bei der Entwicklung erwartet mich eine Überraschung. In der Sonne neben dem Pferd wirkt Herr A. strahlend schön und lebendig. Beim Spaziergang nannte er Carino mehrfachseinen Freund und dass er ihn mag. Ich bekomme eine Ahnung, dass Herr A. eine liebevolle und somit auch liebenswerte Art haben könnte. Gleichzeitig habe ich ein schlechtes Gewissen und fühle mich inkompetent, weil ich ihm gerade jetzt das Pferd wegnehmen muss. Ich überlege, ob ich mein eigenes Pferd Laco stundenweise als Vertretung für Carino im Reitbereich einsetzen möchte.*

Der Umstieg auf Laco

Februar 2004 bis April 2004

Diesmal habe ich Herrn A. die Pferdeentscheidung abgenommen, indem ich ihm Laco in den höchsten Tönen angepriesen habe. Das hat den Grund, dass unser zweites Therapiepferd Ado es noch nicht so gut verkraftet, wenn jemand auf seinem Rücken Panik bekommt, wie es bei Herrn A. auf Carino ja schon häufiger vorgekommen ist. Herr A. lässt sich auf mein Angebot ein.

Laco ist ein 17-jähriger Holsteiner und durch und durch gutmütig. Im Unterschied zu Carino steht Laco nicht so perfekt still beim Putzen. Herr A. schimpft mit ihm deswegen. Bei der Führarbeit läuft er einmal so gegen Laco, dass der vor Schreck den Kopf hochreißt. Herr A. reagiert panisch. Die nächsten Stunden haben den Unterschied zwischen Carino und Laco zum Thema. Beim Putzen ergibt sich eine interessante Veränderung. Dadurch, dass Laco nicht so ruhig steht wie Carino, ist auch Herr A. flexibler beim Putzen geworden und wechselt die Position. Dadurch, dass das Pferd lebendiger ist als Carino, ist er auch lebendiger geworden. Bei der Führarbeit gewöhnt sich Laco immer mehr an seine wenig koordinierte Art sich zu bewegen und setzt mit akrobatischer Geschicklichkeit seine Füße um ihn herum. Er stellt sich voll und ganz auf ihn ein, und Herr A. bekommt langsam etwas mehr Vertrauen zu ihm. Er sagt, dass er Laco mag. Schneller als bei Carino äußert er den Wunsch zu reiten.

Der Hilflosigkeit mit Handeln begegnen

Mai 2004 bis August 2004

Das Aufsteigen auf Laco ist noch aufregender für Herrn A., da das Pferd gut 20 Zentimeter größer ist als Carino. Ich gebe eine höhere Aufstiegshilfe in Auftrag. Damit fällt ihm der Auf- und Abstieg leichter. Beim Reiten kann sich Herr A. überraschend schnell auf Laco einlassen. Er bemerkt und genießt die angenehmere Bewegungsqualität, die er ihm bietet. Die Be-

quemlichkeit von Laco trägt dazu bei, dass die Arbeit an seinem Sitz langsam Früchte trägt. Herr A. sackt zwar immer noch relativ schnell in sich zusammen, aber es gelingt ihm immer mehr, eine ausreichende Körperspannung aufzubauen, sodass er nicht von den Zentrifugalkräften aus dem Gleichgewicht gebracht wird.
Mein Ziel ist es ihm über das Reiten zu zeigen, dass er mit eigenem Dazutun verhindern kann, dass ihm etwas Negatives (aus dem Gleichgewicht kommen) passiert. Deutlich spreche ich ihn auf seine Kompetenzen an. Er kann sich festhalten an den Griffen des Voltigiergurtes und so verhindern, dass er rutscht. Wenn er sich mit mehr Körperspannung hinsetzt, wird sein Oberkörper weniger durchgeschüttelt.
Indem ich ihm seine Kompetenzen zum Handeln bewusst mache, möchte ich ihm ermöglichen, sich weniger häufig als willenloses Opfer äußerer Umstände zu sehen. Besonders unbekannten Situationen gegenüber fühlt Herr A. sich völlig hilflos ausgeliefert, ohne auf die Idee zu kommen, durch Eigeninitiative die Kontrolle zu erlangen. Er traut sich wirklich überhaupt nichts zu. Darüber hinaus wird alles unvorhergesehene Verhalten des Pferdes, wie Stolpern, Schnauben etc. als Bedrohung wahrgenommen. Er hat also auch keinerlei Vertrauen in sein Gegenüber. Dass Herr A. mit großer Panik reagiert, setzt ihn außerstande, seine Angst und sein Misstrauen auf Wirklichkeitswert zu überprüfen. Damit schließt sich die Spirale der Angst, die Ohnmacht und Handlungsunfähigkeit als Resultat hat. Er ist sozusagen außer Gefecht gesetzt und kann nur noch den Kopf einziehen. Genau das drückt er auch mit seiner schlaffen Körperhaltung und dem nach unten gesenkten Blick aus. Wer sich selbst nichts zutraut und auch anderen nicht vertraut, zieht sich verständlicherweise in sich selbst zurück. Es ist ganz klar, dass diese Grundhaltung Herrn A. behindert, Bindungen mit anderen Menschen einzugehen. In der weiteren Arbeit verstärke ich daher die Bemühung, ihn in eine Beziehung zu Laco zu bringen.

Ich dolmetsche Lacos Verhalten, und Herr A. beginnt, sich ein wenig sicherer zu fühlen. Mit der Zeit wirkt er fröhlicher und lebendiger. Er nimmt fast jeden Reittermin wahr, und das Reiten bekommt für ihn die Qualität von etwas, was er gut kann. Er beginnt Publikum mitzubringen (einen Freund, Betreuer etc).Seine Panikanfälle werden deutlich seltener. Selbst als Laco einige Stunden lang mit Dauerschnauben beschäftigt ist, da er im Frühjahr unter einer Allergie leidet, gewöhnt er sich schnell daran. Er wird auf seinen Wunsch immer noch geführt, und immer noch will er nur im Schritt reiten. Aber er reitet auch mit Laco gerne am Führzügel aus. Zwischen den beiden ist der Anfang einer stabilen Beziehung entstanden. Wobei Laco noch immer der Part ist, der auf ihn zugeht, während Herr A. sich nur ganz langsam zu mehr Loben etc. entwickelt. Ich überlege, wie ich Herrn A. noch weiter fördern kann hinsichtlich der Entwicklung von noch mehr Selbstvertrauen und Eigeninitiative. Ich beschließe, ihm nach der Sommerpause anzubieten, Laco mit Zügeln zu reiten, während ich mit dem Führzügel nebenhergehe.

Wenn Du mich trägst, kann ich es schaffen!

September 2004 bis Dezember 2004

Ich habe Laco ein gebissloses Zaumzeug angezogen. Da die normalen Zügel für Herrn A. zu kurz sind (er fällt sonst wieder nach vorne), habe ich daran zwei lange Westernzügel aus weichem Gurtstrick befestigt, die er gut greifen kann. Das Anhalten von Laco und das Losreiten ist der Einstieg in das selbständigere Reiten. Herr A. begreift sehr schnell, das er die Zügel lockerlassen muss, wenn er losreiten will, und sie annehmen zum Halten. Der offensichtlichste positive Effekt des selbstständigeren Reitens ist, dass er sich von nun an nicht mehr erschreckt, wenn Laco losgeht, da er dies ja selbst initiiert hat. Wenn Laco anhält auf seine Hilfe, wird er jedes Mal von ihm gelobt. Schwierigkeiten hat Herr A. jedoch, das Pferd in Gang zu halten. So lange kann er die neu gewonnene Aktivität noch nicht hal-

ten. Irgendwann vergisst er das Treiben und Laco bleibt stehen. Auch Laco ist sehr behutsam mit Herrn A. Ganz ruhig lässt er ihm die Zeit, die er braucht, um sich wieder neu zu sammeln und zu konzentrieren. Es ist, als spürte Laco genau, wie anspruchsvoll diese Aufgabe für Herr A. ist, denn Herr A. lernt nicht nur über sich selbst zu bestimmen (wo er hinreiten will), sondern auch über das Pferd zu bestimmen (ob er vorwärtsgeht oder stehen bleibt). Welche Leistung für einen Menschen, der es gewöhnt, ist schwierigen Situationen panisch aus dem Weg zu gehen. Herr A. ist sehr stolz über seine wachsende reiterliche Kompetenz. Er nennt Laco nun auch seinen Freund. Auch in der Entscheidung, was er in der Reitstunde machen möchte, ist Herr A. viel klarer geworden. Im Dezember ereignet sich dann ein Zwischenfall, der seine neue Selbstständigkeit in Frage stellt. Als Herr A. beim Anhalten zu lange die Zügel von Laco auf Spannung hält, tritt der einige Tritte rückwärts. Herr A. erschrickt fast zu Tode. Sofort hat er ein blasses Munddreieck. Absteigen möchte er aber nicht. Ich erkläre ihm, dass Laco als ausgebildetes Dressurpferd seine Hilfe als die zum Rückwärtstreten verstanden hat. Auf meine Nachfrage, wovor er denn Angst hat, kommt wieder die Aussage: „dass er mich runterschmeißt oder ich so vom Pferd falle".

Hier zeigt sich die Hartnäckigkeit und Tiefe einer Angststörung. Herr A. hat sich eine Struktur auf dem Pferd geschaffen, die er überblicken kann. Für ihn geht ein Pferd im Schritt vorwärts oder es kann anhalten. Es kann ab und zu stolpern, leicht erschrecken oder schnauben. Das kennt er. Dass ein Pferd mit ihm aber auch rückwärts oder seitwärts gehen, traben oder gar galoppieren könnte, hat er völlig aus seiner Wahrnehmung ausgeklammert. Wird seine einfache Struktur, in der er sich einigermaßen sicher fühlt, von Unbekanntem tangiert, reagiert er panisch, da er alles, was er nicht einordnen kann, als Bedrohung deutet.

Wieder einmal begreife ich, welch tiefe Verwirrung und Misstrauen in sich selbst und die Umwelt das Leben eines psychisch kranken Menschen be-

stimmen können. Aber ich glaube auch, dass Herr A. über den ersten Abbau von Ängsten so etwas wie ein Beziehungsaufbau zu Laco gelungen ist. Auf dieser Grundlage wird es mir möglich sein, so hoffe ich, mit Herrn A, eine Erweiterung seiner engen Struktur zu erarbeiten und ihm zu mehr Vertrauen zu verhelfen.

Eine Frage des Vertrauens!

Februar 2005 bis April 2005

Nach der Winterpause erwartet mich eine Überraschung. Das Betreuerteam fragt an, ob es machbar ist, den zweiwöchentlichen Reittermin auf eine Stunde später zu legen, da Herr A. auf eigenen Wunsch in einer betreuten Werkstatt arbeiten geht. Als ich ihn zu Beginn des heilpädagogischen Reitens fragte, ob er arbeiten gehe, teilte er mir mit, das könne er nicht. Darin war er so klar wie darin, dass er immer Schritt und nicht schneller reiten wolle. Ich begreife, dass Herr A. sich wohl noch mehr entwickelt hat, als es mir bewusst war.

Die nächsten Stunden fülle ich damit aus, Herrn A. die verschiedenen Bewegungsrichtungen von Laco zu zeigen. Wieder kehre ich zur Führarbeit zurück. Ich lasse ihn selber Laco zum Rückwärtstreten veranlassen, zeige ihm Seitengänge an der Hand. Auch die verschiedenen Facetten Lacos Charakters bringe ich zur Sprache. Noch deutlicher und akzentuierter dolmetsche ich sein Verhalten. Dann reitet Herr A. Laco wieder, erschrickt aber weiterhin, wenn der auch nur einen Schritt zurücksetzt. Ich frage ihn, ob er sich darauf einlassen kann, dass ich Laco auf Kommando rückwärtsgehen lasse, wenn er auf ihm sitzt. Ich weiß wohl, dass es die Vertrauensfrage ist, die ich da gestellt habe. Denn wenn er ja sagt, heißt das, dass er dem Pferd und vor allem auch mir vertraut. So hat er aber auch die Möglichkeit, ganz bewusst seine Angst auf Wirklichkeitswert zu überprüfen. Herr A. willigt ein und erschrickt auch diesmal, aber nicht so stark. Vor allem ist er stolz auf sich, dass er die Situation gemeistert hat. Das kann er auch sein, finde ich. Als nächstes fange ich an, die Geschwindigkeit des Schrittes zu variieren. Ein schnellerer Schritt macht ihm viel Spaß. Auch auf das von mir eingeleitete Rückwärtsrichten kann er sich noch einige Male einlassen. Die Arbeit in der betreuten Werkstatt bekommt Herrn A. sichtlich gut. Er ist sehr mitteilsam und erzählt, wie der Tag so war, wenn er kommt. Die Zeiten, in denen er nur eine Stelle am Pferd geputzt hat, sind längst vorbei. Insgesamt ist er viel aktiver und dynamischer geworden, und tatsächlich wie bei Carino kommt ein immer liebenswerterer Kern zum Vorschein. Herr A. wird das Reitangebot auch weiterhin wahrnehmen. Vielleicht genießt er ja eines Tages den versammelten Trab unserer Pferde.

Schlussbetrachtung

Herr A. ist ein gutes Beispiel für einen Entwicklungsprozess, zu dessen Beginn tiefe Unsicherheiten und Ängste die Therapiestunden beherrschten. Die Ängste waren so tief in Herrn A. verwurzelt, dass er fast in Panik und Schock verfiel, obwohl er sich in Wahrheit niemals in einer tatsächlichen Gefahrensituation befand. In diesem Zustand war er jedoch außerstande, seine Ängste auf Realitätsbezug oder Wirklichkeitswert zu untersuchen. Er handelte und fühlte in diesen Momenten wie ein hilfloses sehr kleines Kind. Dies machte das Ausmaß seines Defizits an Vertrauen deutlich. Den Pferden gegenüber zeigte es sich als tiefes Misstrauen. Zudem zeigt sich hier auch die Kehrseite seines Überlebensmechanismusses. Der bedingungslose Rückzug in sich selbst mag zwar in Zeiten der Verzweiflung und des Ausgeliefertseins in der Kindheit Sinn machen, später behindert er den Menschen in der Wahrnehmung und Interpretation seiner Umwelt. So wurden unbekannte Verhaltensweisen seines Gegenübers von Herr A. immer erst als Bedrohung wahrgenommen.

Den eingeengten Rahmen von Herrn A.s kleiner Welt zu erweitern, in der er alles ausklammerte was er nicht einordnen konnte, gelang über die Entwicklung einer stabilen Beziehung zum Pferd. Hier wurde mir die Bedeutung der parallelen Situationen zur frühen Kindheit des Menschen besonders deutlich. Ängste, die in einer Situation des Ausgeliefertseins, in einer mangelhaften Beziehung entstanden sind, lassen sich gut auf dem Rücken eines Pferdes aufarbeiten. Carino und auch Laco spürten deutlich die Ängste von Herrn A. und er stand unter ihrem Schutz. Durch ihre einfühlsame Mitarbeit konnte dieser vielfältige heilsame Erfahrungen des eigenen Vermögens und der Zuverlässigkeit des Pferdes als Partner sammeln.
Das Vertrauen in sich selbst und andere aufzubauen war mir bei Herrn A. oberstes Ziel. Einen Hinweis, dass mir dies ein Stück weit gelungen ist sehe ich darin, dass Herr A. heute außerhalb der betreuten Wohneinrichtung zur Arbeit geht. Diese Erweiterung seiner Welt ist wirklich deutlich und er genießt dies sichtlich. Mittlerweile wagt er sich sogar selbst an angstbesetzte Situationen heran. So lernt er heute das Schwimmen, vor dem er bislang große Angst hatte.

Menschen, die sich nichts zutrauen und auch anderen Menschen nicht vertrauen können, die sich zurückziehen, das Verhalten ihres Gegenübers nicht einschätzen können und daher alles nicht gekannte zunächst als Bedrohung aufnehmen, treffe ich oft in meinem Arbeitsfeld der Psychiatrie. Dies ist so ausgeprägt, dass ich glaube, Vertrauen ist das Wichtigste, was Eltern ihren Kindern mitgeben können. Mangelndes Vertrauen steht hinter vielen psychiatrischen Diagnosen! Mit Pferden können auch psychisch kranke Menschen wieder mehr Vertrauen erlangen!

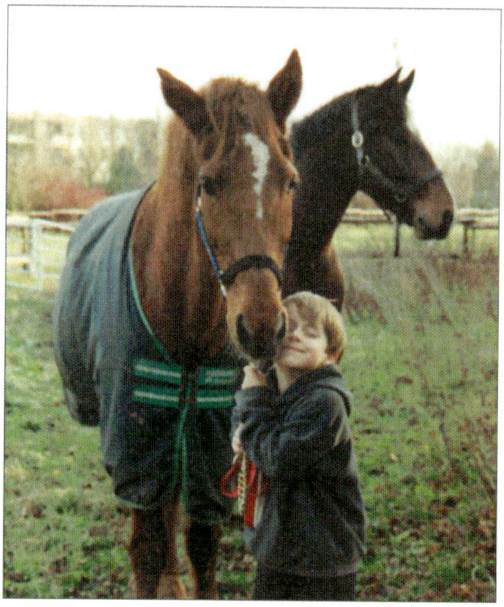

Mein Pferd ist mein treuester Freund, mein Seelenheiler. Bei ihm tanke ich Kraft fürs Leben, jeden Tag neu !

Freizeitreiterin

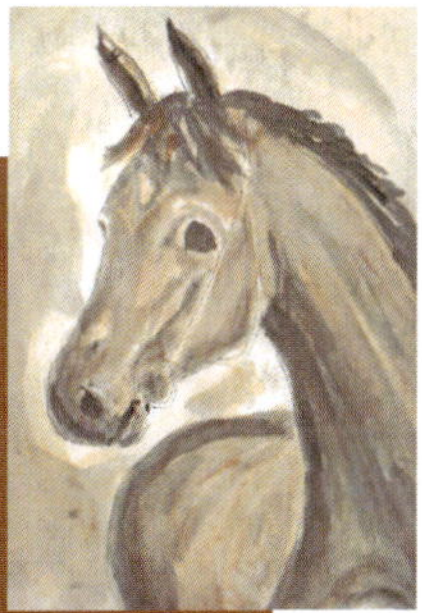

Kapitel 4: Warum Menschen mit Hilfe von Pferden ihre Persönlichkeit festigen können

Eindeutigkeit als Herausforderung der menschlichen Kommunikation

Die menschliche Kommunikation ist störanfällig für Missverständnisse. Das liegt daran, dass uns Menschen eigentlich zwei Sprachen zur Verfügung stehen. Die Körpersprache und die von Menschen erschaffene Sprache. Wenn wir uns unmissverständlich ausdrücken wollen, muss es uns gelingen, beide Sprachen übereinstimmen zu lassen. Das gelingt dann, wenn wir wirklich das meinen und fühlen, was wir gerade sagen. Dies setzt Kenntnis über uns selbst und Vertrauen in die Situation voraus, in der wir uns gerade befinden. Eine anspruchsvolle Aufgabe! Wie oft passiert es, dass wir uns nicht trauen, das zu sagen, was wir meinen und das zu sein, was wir sind? Wir verhalten uns doppeldeutig, und das, was wir sagen und tun, passt nicht zu unserer Körpersprache.

In meinem Arbeitsfeld begegne ich Menschen, die in ihrer Wahrnehmung verunsichert sind. Sie können oft nicht zwischen innerem Erle-

ben und äußerer Realität unterscheiden. Dies beeinträchtigt sie in allen Lebensbereichen. Auch das soziale Miteinander wird häufig erschwert. Andere Menschen können als schwer einschätzbar erlebt werden. Ich habe einmal von einem psychotischen Menschen gelesen, der nur anhand der Reaktionen seines Hundes die Annäherung eines anderen Menschen als Freund oder Feind deuten konnte (vgl. Sachse 2003). Auch in der Arbeit mit dem Pferd erlebe ich bei diesen Menschen eine große Unsicherheit. Es fällt es ihnen schwer, das Verhalten des Pferdes einzuschätzen und als Folge davon, haben sie große Schwierigkeiten mit ihm Kontakt aufzunehmen. Auch nach dem Abbau von ersten Berührungsängsten fällt es ihnen oft sehr schwer, dem Pferd gegenüber eine eindeutige Position zu beziehen. Sie haben Angst davor, eine unvorhergesehene Reaktion auszulösen. Dieser Unsicherheit kann in der Arbeit mit Pferden als Co-Therapeuten das einfache, eindeutige und daher überschaubarere Verhalten der Pferde entgegengesetzt werden. Wer in die Realität der Pferde eintaucht, kann erleben, wie es möglich wird, sein Gegenüber einzuschätzen. Er kann erleben, wie hilfreich die eigene Eindeutigkeit für das Miteinander sein kann. Auf diese Weise können in ihrer Wahrnehmung unsichere Menschen wieder lernen mehr auf sich selbst und andere zu vertrauen. Die Erfahrung, sich mit einem anderen Lebewesen verständigen zu können und darüber hinaus noch von ihm akzeptiert zu werden, ist für sie heilsam.
Eindeutigkeit ist auch hier der Schlüssel für eine Kommunikation, die echte Verständigung hervorbringen und Mensch und Pferd einander näher bringen kann. Daher setzt an diesem Punkt die Arbeit mit Pferden als Co-Therapeuten an.

Wie Pferde doppeldeutiges Verhalten aufdecken können

Pferde sind in der Kontaktaufnahme mit anderen Lebewesen zunächst einmal daran interessiert zu klären, ob von ihrem Gegenüber eine Bedrohung ausgeht. Im zweiten Zug geht es ihnen darum zu klären, ob der Andere ranghöher oder rangniederer ist. Dieses Verhalten ist allen Pferden angeboren und ein typisches Herdenverhalten. Im Herdenverband haben Pferde in Freiheit die besten Überlebenschancen. Mittels der klaren Rangordnung wird das Leben im Herdenverband geregelt, was der gemeinsamen Sicherheit dient. Die ranghöheren Tiere beschützen im Falle eines Angriffes die rangniederen Pferde. Daher ist die Frage nach seinem Rang für ein Pferd auch im Kontakt mit Menschen von Bedeutung. Gibt der Mensch aber keine eindeutige Bestimmung seines Ranges vor, wird das Pferd ihn dazu auffordern. Auf diese Weise können Pferde Menschen bewusst machen, wann sie sich doppeldeutig verhalten.

Wenn aufgrund der Suche des Pferdes nach dem Rang des Menschen eine harmonische Verständigungsebene zustande gekommen ist, fühlt dieser sich in seiner Gesamtpersönlichkeit bestätigt. Denn die Akzeptanz durch andere ist eine Grundlage für die Entwicklung des menschlichen Selbstbewusstseins. Menschen mit Ich-Schwäche können so gezielt gestärkt werden.

Profitieren können von diesem Prozess aber alle Menschen. Vielen Reitern ist eine Problematik in der Verständigung mit ihrem Pferd nicht unbekannt. Ein Grund dafür kann sein, dass der Mensch sich nicht eindeutig verhält. Pferde leiden unter doppeldeutigen Ansagen, es bringt sie aus dem Konzept und sie reagieren mit Gegenwehr. Aus eigener Erfahrung weiß ich, wie belastend ein Verständigungsproblem mit dem Pferd sein kann. Bei mir war dann schon mal das Pferd oder der unfähige Reitlehrer der Schuldige. Oft zermürbte ich mich aber auch auf der Suche nach dem, was ich falsch gemacht haben könnte. Auf jeden Fall bewegt das Pferd etwas! Wer alle Mitbeteiligung abspaltet, hat die Chance, auch nach vielen gescheiterten Pferdebeziehungen seine eigenen Anteile an den Konflikten zu entdecken. Wer unsicher ist, hat die Chance, eine Methode zu finden, wie er sich mit seinem Pferd einigt. In diesem Fall hat er gelernt, mehr Vertrauen in seine eigenen Fähigkeiten zu setzen. **Auf diese Weise bringen uns Pferde bei, uns selbst differenzierter und bewusster wahrzunehmen. Wir lernen uns abzugrenzen, wenn wir eine klare Führungsposition einnehmen möchten. Unsere eigenen Grenzen lernen wir ebenso kennen, da das Pferd als Leser unserer Körpersprache nur auf das positiv reagiert, was wir wirklich können und wollen. Sie verweigern schlicht und ergreifend ihre Mithilfe bei einem uns meist nicht bewussten Selbstbetrug: Auf Dressurturnieren, die wir nicht gewinnen, weil wir selber mit der Situation überfordert sind; im Gelände, weil wir fürchten die Kontrolle zu verlieren; im Springparcours, weil wir Angst vor einem Sturz haben und so weiter. Manchmal kann es sein, dass es nicht sofort gelingt, eine harmonische, auf Eindeutigkeit basierende Beziehung zum Pferd aufzubauen. Wenn es uns aber gelingt, sind wir unserer wahren Persönlichkeit ein großes Stück näher gekommen. Über die Zeit, die wir dafür benötigen, trägt uns das Pferd auf seinem Rücken. Dies gibt uns die Sicherheit und Nähe, die wir brauchen, um das Potenzial unserer Entwicklungsmöglichkeiten zu entdecken.**

Sag mir, wie soll ich sein, damit wir uns verstehen!

Eine Fallbeschreibung aus der heilpädagogischen Förderung mit dem Pferd für chronisch psychisch kranke Erwachsene

Für Nobby

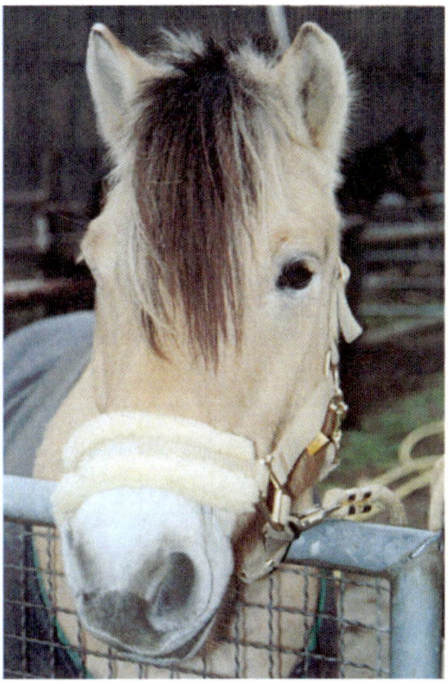

Die Kontaktaufnahme

Mai 2006

Herr M. besucht im Mai 2004 zum ersten Mal unseren therapeutischen Reitbetrieb. Er ist in eine der betreuten Wohneinrichtungen für chronisch psychisch kranke Erwachsene in Köln eingezogen, weil er von deren Reitbereich und der Möglichkeit der Teilnahme für die Bewohner gehört hat. Er wirkt sehr aufgeschlossen und kontaktfreudig auf uns und ist begeistert von den beiden Therapiepferden. Nach einigen Stunden mit ihnen entscheidet er sich dazu, mit Ado zu arbeiten. In meiner Arbeit habe ich gelernt, dass es für den therapeutischen Prozess sinnvoll ist, wenn die Besucher des Reitbereiches sich selber „ihr Pferd" aussuchen können. Ich habe oft erlebt, dass so intuitiv das Pferd ausgewählt wurde, mit dem die jeweilige Problematik am besten bearbeitet werden konnte. Denn über die Projektion auf das Pferd können nicht gelöste Konflikte nach außen gebracht und besser verarbeitet werden. Es kann auch sein, dass ein Pferd tatsächlich ähnliche Probleme hat wie derjenige, der es sich auswählt. Aus der Pferdewahl lassen sich daher manchmal schon erste Rückschlüsse ziehen, was das Thema des Klienten sein könnte. Von Ado weiß ich, dass sich hinter seiner ruhigen Ausstrahlung sehr tief sitzende Ängste und Unsicherheiten verbergen. Außerdem hat er ein Kommunikations- und Kontaktproblem mit anderen Pferden. Ado wird sehr häufig von Menschen ausgewählt, die an einer Psychose aus dem schizophrenen Formenkreis erkrankt sind, da diese ähnliche Probleme haben können. Herrn M erlebe ich im Moment aber ganz anders. Ich frage mich, ob seine Wahl richtig war.

In den folgenden Stunden ist Herr M. wissbegierig, neugierig und mit Faszination bei der Sache. Er möchte das Pferd genau kennenlernen. Seine Verhaltensweisen auch im Umgang mit seinen Artgenossen interessieren ihn. Im Kontakt mit Ado zeigt er Unsicherheiten, aber er ist dem Pferd gegenüber mehr motiviert als ängstlich. Immer wieder erfragt er detaillierte Handlungsaufgaben. Das „wie soll ich sein, damit das Pferd mich versteht" scheint eines seiner Themen zu sein. Sehr schnell äußert er den Wunsch, Ado zu reiten und in seiner zweiten Stunde auf dem Pferd sagt er, dass er das nächste Mal ja sicher schon alleine reiten und galoppieren könne. Da klingeln bei meiner Kollegin und mir die Alarmglocken. Herrn M.s Wissbegierde scheint uns umzuschlagen in eine unrealistische Selbstüberschätzung. Wir wissen, dass er an einer Zyklothymie leidet. Bei dieser Art der psychischen Erkrankung wechseln sich manische und depressive Episoden ab. Anzeichen für eine manische Phase können ein distanzloses Verhalten mit bis ins psychotische reichenden Größenideen und verstärkte Antriebssteigerung sein. In dieser Zeit sind die Betroffenen besonders gefährdet, sich selbst zu schaden, da sie keine Krankheitseinsicht haben. Im Gegenteil, sie fühlen sich oft besonders stark. In der darauf folgenden depressiven Phase sind es nicht nur die depressiven Stimmungseinbrüche, sondern auch das Erkennen und Überblikken des angerichteten Schadens, die die Menschen in dieser Phase besonders verletzbar machen. (Schwarzer/Trost 1999) Im schlimmsten Fall kann dies zu einer Suizidgefährdung führen. Besondere Aufmerksamkeit und Betreuung ist somit in beiden akuten Phasen vonnöten. *Ist es möglich, dass wir Herrn M. in einer manischen Phase kennengelernt haben, die sich ihrem Höhepunkt nähert? Wir rufen bei den Kollegen in ihrem betreuten Wohnheim an und teilen ihnen unsere Beobachtungen mit. Der Absturz aus einer manischen Phase kann sehr tief sein ,und wir hoffen, dass unsere Einrichtung den Fall lindern kann. Einige Tage später wird Herr M. in eine psychiatrische Klinik eingewiesen und uns erst nach unserer Sommerpause wieder besuchen können.*

Die Rückkehr aus der Klinik

September 2006

Herr M. wird erst Ende September aus der Klinik entlassen, und als er in den Reitbereich zurückkehrt, begegnet uns ein anderer Mensch als zuvor. Er ist Ado gegenüber so zurückhaltend und ängstlich, dass er gar nicht an ihn herangeht, sondern ihn aus der Distanz beobachtet. Diese Diskrepanz im Verhalten von dem in der manischen Phase zu beobachtenden übergroßen Selbstvertrauen und dann der depressiven Phase mit dem sich gar nichts mehr Zutrauen kann eines der Gesichter der Zyklothymie sein. Für mich ist es oft schwer mit anzusehen, wenn manche Bewohner unserer Einrichtung in scheinbaren Endloskreisläufen von einem Hoch in das nächste Tief fallen. Welche gewaltige psychische Belastung müssen diese Menschen aushalten. Herr M. wählte sich in den ersten Stunden Ado mit seinen tiefsitzenden Ängsten und Unsicherheiten aus. Jetzt erlebe ich ihn ebenfalls zutiefst verunsichert. Von Ado weiß ich, dass er ein Verständigungs- und Kontaktproblem mit seinen Artgenossen hat. Obwohl ich Herr M. im Kontakt mit mir und meiner Kollegin immer noch aufge-

schlossen erlebe, scheint sein zentrales Thema ebenfalls das gegenseitige Verstehen zu sein. Das zeigt er uns deutlich, indem er uns jede Stunde haargenau fragt, wie er an das Pferd herangehen und mit ihm umgehen soll. Sein erfragtes Wissen in Handlungen umzusetzen, traut er sich jedoch nicht zu. Ich bin nun sicher, dass Herr M. sich mit Ado das richtige Pferd ausgesucht hat. Gemeinsam mit ihm begibt er sich auf die Suche nach Verständigung.

Die Übersetzung von Ados Verhalten in Menschensprache

Die nächsten Stunden verbringen meine Kollegin und ich damit, für Herrn M. Ados Verhalten zu dolmetschen. Nur sehr zögernd traut er sich, ihn zu berühren oder zu putzen. Aus meiner Arbeit kenne ich dieses Verhalten von den psychotischen Erwachsenen, die in unseren Reitbereich kommen, gut. Das Problem, das hier vorliegt, ist ein Problem im Kontakt mit Distanz und Nähe. Zuviel oder zu spontane Nähe wird als Bedrohung empfunden, während zu viel Distanz ebenfalls verunsichern kann. Als Mensch und professioneller Helfer begegnet man diesen Ängsten am besten, indem man im Kontakt möglichst offen, klar und eindeutig kommuniziert. Einem Pferd ist dieses Verhalten angeboren. Da Herr M. sich nicht in den direkten Kontakt mit Ado begeben kann, übernehme ich diesen Part und dolmetsche Ados Verhalten im Kontakt mit mir. Auf diese Weise kann er seine fiktiven Ängste als Zuschauer in der Realität auf ihren Wirklichkeitswert überprüfen. Herr M. beteiligt sich aktiv am Geschehen, indem er Fragen wie „ Was macht Ado denn, wenn sie einfach stehen bleiben?" oder aber andere konkrete Handlungsaufgaben stellt. Als lebendiges Modell zeige ich ihm, wie ich über Distanz und Nähe im Umgang mit Ado bestimmen kann.

Die strukturelle Hilfe

Als strukturelle Hilfe und um ihm eine weitere Möglichkeit der Verständigung mit Ado zu zeigen, nehme ich verschiedene Führpositionen von Linda Tellington Jones in den nächsten Stunden hinzu. Beide Therapiepferde sind nach der Tellington Führmethode ausgebildet. (vgl. Tellington 2002). Diese Art der Bodenarbeit verwenden wir im Reitbereich häufig, um den Menschen, die an einer Psychose aus dem schizophrenen Formenkreis erkrankt sind, eine Hilfestellung zu geben. Denn ein Problem dieser Menschen ist das Abspalten von Gefühlen. Häufig handelt es sich hierbei um Gefühle der Angst oder der Wut. Da abgespaltene Gefühle nicht direkt wahrgenommen werden können, verwirrt dies nicht nur die Betroffenen selbst, sondern auch deren Umwelt. Denn wer im Unklaren ist über seine innere Befindlichkeit und seine Bedürfnisse, ist ebenfalls nicht in der Lage, diese für andere verstehbar nach außen zu bringen. Häufig stimmt dann das Gesagte mit dem Tonfall oder der Körpersprache nicht überein. Dadurch entstehen doppeldeutige Situationen, in denen sich psychotische Menschen nicht als Verursacher erkennen können. Daher sind sie ohne Hilfe meist nicht in der Lage, solche Situationen aufzulösen. Im Kontakt und Umgang mit einem Pferd wird die Fähigkeit, eindeutig Position zu beziehen, systematisch geschult. Dies liegt im arttypischen Verhalten der Pferde begründet. Sie sind darauf angewiesen, im Kontakt zu klären, ob ihr Gegenüber ranghöher oder aber rangniederer ist. Ist ein Mensch unklar oder sogar doppeldeutig in seinem Verhalten einem Pferd gegenüber, wird dies nicht in der gewünschten Weise reagieren, sondern irgendwann selber die Führung übernehmen. Daher ist es sinnvoll, Menschen, die nicht eindeutig nach außen bringen können, was sie wollen, oder aber gar nicht wissen, was sie eigentlich wollen, eine handfeste strukturelle Hilfe an die Hand zu geben. Hierfür ist die Führmethode von Linda Tellington Jones gut geeignet.

Ein kleiner Schritt mit großer Wirkung

Dezember 2006

Herr M. wagt sich nach wie vor nicht ohne meine Hilfe an Ado heran. Daher übernehme ich die Führung des Pferds, und er geht neben mir her. Ich bewege mich also zwischen ihm und Ado. Auch hier ist Herr M. interessiert bei der Sache und stellt viele Fragen. Ado beginnt langsam, sich immer mehr für ihn zu interessieren. Einmal, als wir halten, versucht er direkt Kontakt mit ihm aufzunehmen. Herrn M. ist dies viel zu nah, und er weicht zurück. Bis zu unserer Winterpause Ende Dezember wird sich auch nichts wesentlich an seiner Zurückhaltung ändern. Einen kleinen Schritt jedoch geht er auf Ado zu, indem er bereit ist, ihn auf einer Seite mit einem Strick mitzuführen. Jetzt bin ich nicht mehr zwischen dem Pferd und ihm, sondern Ado ist zwischen uns. In dieser Position fühlt Ado sich sichtlich wohl und sicher ,und ich übersetze sein Verhalten. Herr M. ist beeindruckt davon, dass sich durch sein Dazutun ein so großes Wesen sicher und wohlbehütet fühlen kann. Hier hat Ado ihm zum ersten Mal deutlich auf seine Frage wie er sein soll Antwort gegeben und ihn in seinem Handeln bestätigt. Dies ist meines Erachtens für Herrn M. im Moment von ganz entscheidender Bedeutung. Er möchte ja gerne eine Beziehung zu Ado aufbauen, nur er weiß eben überhaupt nicht, wie er dies anstellen soll. Die Angst davor ,etwas Falsches von sich preiszugeben, lähmt ihn. Seine große Verunsicherung ist offensichtlich. Daher ist die positive Reaktion Ados auf seine erste vorsichtige Annäherung so wichtig, um ihm mehr Mut zu machen und ihn in seiner Gesamtpersönlichkeit zu bestätigen. Denn wer sich gar nicht traut, direkten Kontakt zum anderen aufzunehmen, der ist nicht nur in seinem Selbstwertgefühl, sondern auch bis tief in sein Selbstbild hinein unsicher. Es wundert mich auch nicht mehr so sehr, dass Herrn M.s Unsicherheit am Pferd viel klarer zutage tritt als zum Beispiel bei mir oder im Kontakt mit anderen Menschen. Denn aus eigener Erfahrung weiß ich von der Fähigkeit der Pferde, uns in der Tiefe unseres Seins zu berühren.

Wenn ein Pferd auf uns reagiert, dann ist es nicht wie wir Menschen irrigen Interpretationsversuchen unterworfen. Zudem versteht es nicht die Worte, die wir sprechen, sondern es analysiert unsere Körpersprache. Daher spiegeln die Reaktionen eines Pferdes unverfälscht unsere innerpsychische Befindlichkeit und somit uns selbst, wie wir wirklich sind. Dass ein Pferd dabei nicht wertet, sondern unbefangen immer wieder eine Chance zur Kontaktaufnahme bietet, macht einen solchen Zugang zum eigenen Selbst wenig bedrohlich. Im Gegenteil, wenn das Pferd positiv mit seiner Zuwendung auf unser Verhalten reagiert, fühlen wir uns bestätigt. Daher bieten Pferde gerade für psychotische Menschen eine ideale Möglichkeit, der Desorientierung und Verunsicherung im Bezug auf die eigene Persönlichkeit wenigstens ein Stück weit zu entrinnen.

Herr n M. s Schritt auf Ado zu zeigte ihm eine positive Reaktion, und ich bin nun zuversichtlicher, dass er auch im nächsten Jahr weiterkommen, wird bei seiner Suche nach Verständigung und damit auch nach sich selbst!

Ados Problem mit der Verständigung

Februar 2007

Herr M. ist auch in den letzen zwei Monaten nicht in der Klinik gewesen und somit also schon über einen längeren Zeitraum stabil geblieben. Bei uns im Reitbereich hat sich eine strukturelle Änderung ergeben, da wir im Januar 2005 ein neues Pferd gekauft haben. Der Neue heißt Nobby und ist ein Fjordpferd. Leider klappt die Verständigung zwischen Ado und ihm nicht besonders. Wie ich eingangs schon erwähnte, hat Ado ein Kontaktproblem mit anderen Pferden, das er jetzt mal wieder deutlich zeigt. Wenn man ihn lässt, stürzt er sich ohne Vorwarnung auf das neue Pony, und wir sind wirklich in Sorge, ob die beiden jemals ein Team werden können. Letztendlich steckt hinter Ados Verhalten eine tiefe Unsicherheit. Deswegen kann er sich nicht die Zeit lassen, die Signale des anderen Pferdes zu deuten, sondern greift sofort an. Ganz nach dem Motto: „Angriff ist die beste Verteidigung"! Herr M. ist auch hier wieder ein interessierter Zuhörer, als wir ihm von Ados und damit auch unserem Problem erzählen. Unser neues Pferd wird von vielen Besuchern des Reitbereiches fast mit offenen Armen empfangen. Das mag daran liegen, dass es aufgrund seiner hellen Fellfarbe und seiner handlichen Größe von 1,45m weniger bedrohlich wirkt. Dazu ist es überaus kontaktfreudig und geht im Gegensatz zu Ado, der viel zurückhaltender ist, direkt auf den Menschen zu. Für Herrn M. aber ist gerade dieses Verhalten etwas, was ihn verunsichert. Er sagt, er wäre ihm zu unruhig. Ein zweites Mal entscheidet sich Herr M. dafür, mit Ado zu arbeiten. Eine richtige Entscheidung, finde ich, denn im Moment sitzen die beiden wirklich fast in einem Boot, wenn es um die Frage nach Verständigung geht. Beide werten eine spontane Annäherung von jemand, den sie noch nicht einschätzen können, als Bedrohung, und ich glaube, dass dieses gemeinsame Thema sie im Moment sehr verbindet.

Nobby zeigt den Weg!

Auf der Weide attackiert Ado Nobby anfangs heftig. Doch der ist sehr schnell im Ausweichen und entwischt Ado jedes Mal, sodass es zu keinen nennenswerten Blessuren kommt. Dann schafft Nobby etwas, was ich nicht für möglich gehalten habe. Er heilt Ado von seinem Kontaktproblem, indem er ihn hartnäckig immer wieder auffordert, sich mit ihm zu knibbeln. Ein Hoch auf das leichte Sommerekzem, unter dem Nobby leidet. Herr M. ist fasziniert von der großen Wandlung, die die zwei Pferde vollbracht haben. Sie wirken tatsächlich sehr freundschaftlich, die beiden, wenn sie sich gegenseitig das Fell pflegen. Hier sind offensichtlich zwei, die sich verstehen. Herr M. will genau wissen, wie die Auseinandersetzung der zwei Pferde gelaufen ist,und wir erzählen es ihm.

Von nun an beginnt jede unserer Stunden mit dem Anblick der sich knibbelnden Pferde. Ado zeigt sich lebendiger als je zuvor, doch wirkt dies

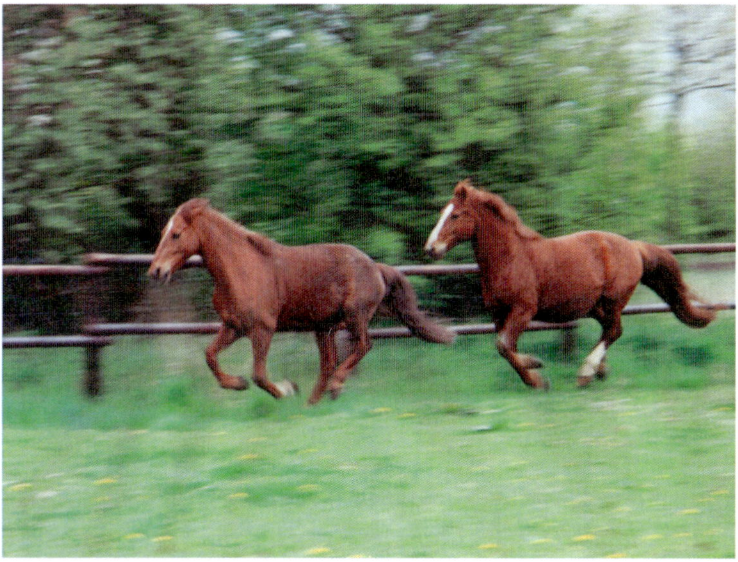

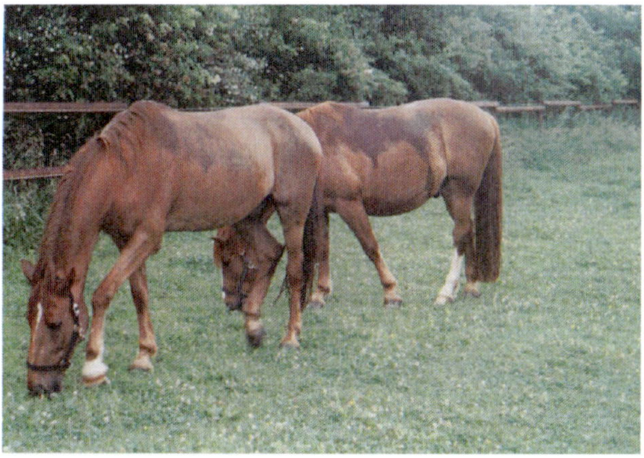

scheinbar nicht bedrohlich auf Herrn M. Auch beim Putzen verändert sich Ado, er zeigt deutlicher, was er gerne mag, und auch hier schreckt er ihn damit nicht ab.
Im Kontakt mit psychotischen Menschen habe ich gelernt, wie Angst mindernd es sich auswirken kann, wenn ich mich als Person einschätzbar mache. Ein Wort über die eigene Befindlichkeit zum Beispiel zu Beginn eines Kontaktes kann dazu beitragen. Genau dies ist es, was Ado dank Nobbys Hilfe jetzt mehr zeigen kann: seine eigene Befindlichkeit.
Auch im Kontakt mit Herrn M. scheint sich dies etwas Angst mindernd auszuwirken. Er geht nun direkter an ihn heran. Er putzt und streichelt ihn vorsichtig. Doch immer noch ist er so unsicher in seinen Handlungen, dass er unsere Hilfe oft einfordert. Ohne unsere Vermittlung könnte er sich mit Ado noch nicht verständigen. Das liegt auch daran, dass Herr M. für Ado nur schwer einschätzbar ist. Zum einen zeigt er wenige Gefühlsäußerungen und zum anderen gelingt es ihm selten, ihm eindeutig zu zeigen, was er von ihm möchte (zum Beispiel in einer Führaufgabe). Für ein Pferd ist es auf die Dauer nur schwer auszuhalten, mit einem Menschen umzugehen, der so wenig von sich selber zeigen kann. Wird Ado irgendwann resignieren und das Interesse an ihm verlieren?
Meine Kollegin und ich überlegen, ob es nicht doch eher Nobby gelingen kann, Herrn M. weiter zu begleiten. Schließlich ist er es, der uns eine Möglichkeit der Verständigung zeigt, indem er sich als freundlicher Kraul- und Knibbelfan zu erkennen gibt und dadurch auf Ado weniger bedrohlich wirkt. Durch seine Hartnäckigkeit gelingt es ihm sogar, Ado die Scheu vor Körperkontakt zu nehmen. Ist es nicht vielleicht doch eher seine vertrauensvolle und unkomplizierte Art, die Herrn M. auf seiner Suche weiterbringen wird?

Sag mir, wie soll ich sein, damit Du mich verstehst!

Frühjahr bis Sommer 2007

Mittlerweile ist es Frühjahr geworden, und wir nehmen Spaziergänge ins Gelände in unsere Stundengestaltung mit auf. Dabei nehmen Herr M. und ich Ado wieder zwischen uns. Dem gefällt dies sehr gut, da er ja ein eher ängstliches Pferd ist und sich so wunderbar beschützt fühlen kann. Ein Thema unserer Spaziergänge ist: wie bekommen wir Ado dazu, dass er mit uns geht? Und ein weiteres Thema ist: Wie nehmen wir ihm seine Angst, wenn er sich im Gelände vor etwas erschreckt? Hier können also zwei zentrale Themen in Herrn M.s Problematik symbolisch an Ado bearbeitet werden. Da sind zum einen seine Ängste vor Unbekanntem, nicht Einschätzbarem. Und zum zweiten sein zentrales Thema „die Verständigung". Hier hat er immer noch große Angst, etwas falsch zu machen. Diese Angst kenne ich auch von anderen Besuchern des Reitbereiches, die an einer Psychose aus dem schizophrenen Formenkreis erkrankt sind. Wenn etwas im Kontakt mit dem Pferd schief läuft, sind sie verunsichert und suchen die Schuld dafür häufig zunächst bei sich selbst.

Bei Herrn M. habe ich im Moment das Gefühl, nicht weiter zu kommen. In solchen Momenten bewundere ich einmal mehr unsere Pferde. Mit Leichtigkeit geben sie uns die Zeit, die wir brauchen, um uns an ihnen zu entwickeln. Dabei begegnen sie uns immer wieder mit Einfühlsamkeit, und egal, wo wir gerade in unserer Entwicklung stehen, bieten sie uns gleichbleibende Unterstützung. Es hat fast den Anschein, als ließen sie sich immer wieder neu auf uns ein, wenn sie sich darüber hinaus den Veränderungen, die wir in unserer Entwicklung vollziehen anpassen. *Leider bin ich kein Pferd und somit meinen menschlichen Zweifeln unterworfen, ob, dass, was ich tue, auch wirklich richtig ist. Auf einem unserer Spaziergänge erzählt Herr M. mir, dass er wieder arbeiten gehen wolle. Ich weiß nicht, ob dies ein Fortschritt ist oder wieder einen Schritt in die Manie bedeutet. Kurze Zeit später geht Herr M. wieder in die sichere*

Obhut der psychiatrischen Klinik zurück. Ich schreibe ihm einen Brief mit einigen Bildern von Ado und teile ihm mit, dass wir für ihn da sind, wenn er wieder aus der Klinik entlassen wird. Herr M. hinterlässt auf dem Anrufbeantworter des Reitbereiches eine Nachricht und bittet um Rückruf. Im Verlauf des Telefonats verliert er dann mehrere Male die Fähigkeit, sich sprachlich zu verständigen. Er redet für mich unverständliche Laute. Jetzt verstehe ich noch mehr seine verzweifelte Suche nach Verständigung. In akuten Phasen seiner Erkrankung verliert er die Fähigkeit, sich an allgemeingültige sprachliche Regeln zu halten. Wie allein und unverstanden muss er sich dann fühlen. Ich sage ihm, dass es Ado im Moment auch nicht so gut geht. Denn unsere Pferde wurden leider in den Sommerferien von einigen Kindern im Dorf auf der Weide mit Steinen beworfen, was gerade den leicht zu verunsichernden Ado wieder sehr misstrauisch gemacht hat. Herr M. sagt, ich solle ihm schöne Worte bestellen.

Nobby lockt Herrn M. aus der Reserve

Herbst 2007

Als Herr M. uns im Herbst wieder besuchen kann, ist er nicht mehr allein in seiner Stunde. Aus der betreuten Wohneinrichtung möchte eine weitere mit ihm befreundete Bewohnerin am heilpädagogischen Voltigier- und Reitangebot teilnehmen. Diese Bewohnerin bekommt auch die Chance sich für eines der beiden Therapiepferde zu entscheiden. Herr M. nimmt die Gelegenheit wahr, nun auch einmal Nobby auszuprobieren. Hier zeigt sich, dass Ado im letzten Jahr eine gute Vorarbeit geleistet hat. Herrn M. macht die teilweise sogar aufdringliche Art Nobbys, der als Exzemiker sehr gerne geputzt wird, viel weniger Angst als zuvor. Da Nobby viel mehr auf ihn zugeht als Ado, ist er nun zu mehr Reaktion gezwungen. Und diesmal traut er sich dies auch und weicht nicht mehr zurück, dank Ados Vorarbeit. Hier wird deutlich, wie viel Feinfühligkeit und Differenziertheit der Umgang mit dem Kontaktproblem von psychotischen

Menschen erfordert. Ein sensibles Balancieren zwischen Nähe und Distanz ist vonnöten. Pferden fällt dies leichter als Menschen, da sie sich an der Körpersprache ihres Gegenübers orientieren. Daher ist ein Pferd in der Lage, hocheinfühlsam zu reagieren.

Genau dies hat Ado gezeigt, als er den Weg der kleinen Schritte mit Herrn M. ein Jahr lang gegangen ist. Das aufgrund seiner eigenen Biografie vorsichtige und zurückhaltende Pferd war in dieser Zeit sicherlich ein idealer Weggefährte. Ohne ihn wäre er wahrscheinlich nie in der Lage gewesen, die größere Nähe unseres aufdringlichen Nobby zu verkraften. Somit ergänzen sich die Naturelle der beiden Pferde in diesem Falle meisterhaft. Denn während Ados Zurückhaltung zu Beginn notwendig war, um Herrn M. nicht abzuschrecken, kann er ihm nun nicht zu mehr Nähe verhelfen, da dies seine eigene Grenze überschreiten würde. Ganz das Gegenteil ist hier der vertrauensvolle Nobby, dem es im Laufe der nächsten Stunden immer mehr gelingt, Herrn M. aus der Reserve zu locken. Er lacht sogar einige Male spontan über seine Annäherungsversuche. Das Wichtigste aber ist, dass er dadurch, dass er reagieren muss (Nobby benutzt ihn sonst als Kratzbaum), anfängt, sein gesammeltes Wissen tatkräftig anzuwenden.

Ein herrlich sonniger Herbst lädt zu Spaziergängen ins Gelände ein, und Herr M. führt Nobby zunächst noch mit Hilfe, dann aber auch zum Teil alleine durchs Gelände. Er kann nun klare und eindeutige Kommandos an Nobby geben. Er schafft es, ihn unterwegs vom Fressen abzuhalten, und er kann ihn zurückweichen lassen, wenn er ihm zu aufdringlich wird.

Damit hat er am Pferd gelernt, spontan (ohne lange zu überlegen und sich in Frage zu stellen) und eindeutig Position zu beziehen. Dies ist eine der Grundfähigkeiten, die wir Menschen brauchen, um kongruent kommunizieren zu können (Schulz von Thun 2005). Kongruente Kommunikation ist das, was zwischen Menschen echte Verständigung hervorbringt. Voraussetzung dafür ist, dass der Mensch in der Lage ist, zu spüren, was er wirklich möchte. Dies setzt wiederum Kenntnisse über das eigene Selbst voraus. In beiden Punkten haben psychotische Menschen Defizite. Daher ist der Kontakt mit einem Pferd gerade für sie so heilsam.

Mit dem Pferd erlebt Herr M. jetzt das, wonach er solange gesucht hat: Verständigung! Er wird unseren Reitbereich auch weiterhin besuchen, und wir hoffen, ihn eines Tages auch auf dem Rücken unserer Pferde weiter stabilisieren zu können.

Schlussbetrachtung

Herr M. war nicht nur fasziniert von unseren Pferden. Wir, meine Kollegin und ich, waren auch von Anfang an fasziniert von ihm. Da wir zu Beginn seines Kontaktes mit uns nur ein Pferd zur Arbeit mit Erwachsenen zur Verfügung hatten (das zweite Pferd war herzkrank) erlebten wir lange Zeit ein Setting zu dritt. Während bei anderer Gelegenheit eine dritte Person vielleicht eher stört, war es hier das uns allen gemeinsame Thema, das uns verband und uns zu gleichberechtigten Partnern machte.

Denn das Thema Verständigung ist ein wichtiges Thema in der Reiterei. Vielleicht suchen viele, die sich statt einem Tennis- oder Golfschläger ein lebendiges „Sportgerät" ausgesucht haben, nach diesem Thema. Ob dies so ist oder nicht, auf jeden Fall kommt kein Reiter jemals an diesem Thema vorbei. Die reiterliche Technik kann noch so gut sein, wer es nicht schafft, die Freundschaft seines Pferdes zu gewinnen, wird leistungsmäßig im Mittelmaß bleiben. Die wirklich großen Leistungen lassen sich mit Pferden nur dann erreichen, wenn Reiter und Pferd sich gut verstehen.

Daher ist das Thema Verständigung ein wichtiges Thema im Reitsport und auch ein Grund, warum uns der Umgang mit Pferden zu partnerschaftlicheren Menschen heranreifen lässt. Durch Herrn M. wurde dieses Thema an der Wurzel gepackt und neu beleuchtet. Uns wurde klar,

dass mithilfe des Pferdes die Chance besteht, auch einen völlig verunsicherten Menschen in seiner Gesamtpersönlichkeit und Identität systematisch zu stärken. Ein Prozess, der bei uns im Kontakt mit unseren eigenen Pferden auch stattfindet, der uns aber erst hier richtig bewusst wurde. Gegen die destruktive Unsicherheit von Herrn M. konnten wir das wenig schwankende und daher gut berechenbare Verhalten der Therapiepferde entgegensetzen. Mittels struktureller Hilfen konnten wir Situationen herstellen, in denen die eindeutigen Reaktionen der Pferde Herrn M.s Handlungen bestärkten und ihn zu eigener Eindeutigkeit motivierten. Die Tatsache, dass Pferde auf eindeutiges ranghöheres Verhalten mit Zuwendung reagieren, trug dazu bei, Herrn M. in seiner Gesamtpersönlichkeit zu stabilisieren. Wir glauben, dass Pferde einzigartig in ihrer Fähigkeit sind, psychotischen Menschen bei einem ihrer größten Probleme zu helfen: Der Schwierigkeit, sich selbst und andere Menschen zu verstehen!

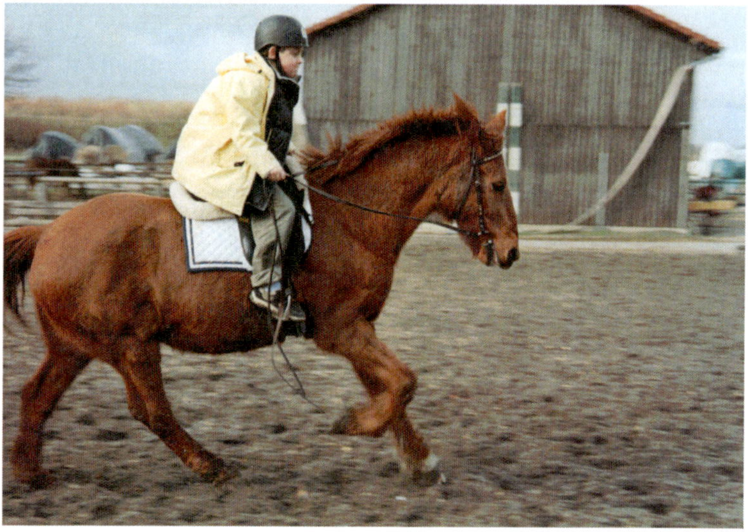

„Mich mit dem Pferd in Harmonie zu bewegen, ist wie Zuhause ankommen. Hier fühle ich mich verstanden. Hier darf ich sein wie ich bin!"

Dressurreiterin

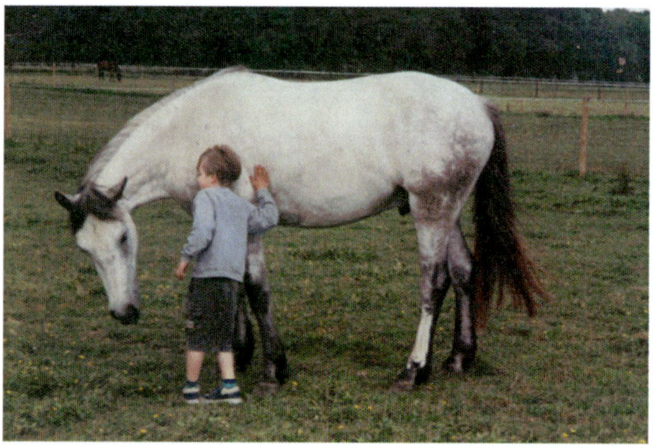

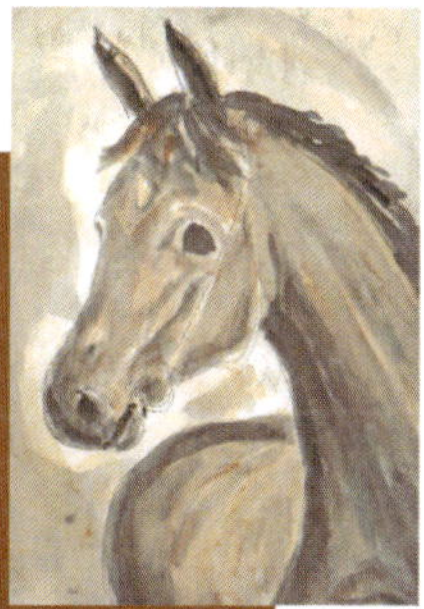

Kapitel 5: Wie Menschen von Pferden lernen können, Beziehungen und Bindungen aufzubauen

Die Beziehungsmuster aus der Kindheit

Menschen brauchen Menschen. Dies gilt auch für Menschen, die den Zugang zu Anderen verloren haben, und so erlebe ich bei vielen Besuchern des Reitbereiches eine tiefe Sehnsucht nach Nähe und Freundschaft. Es gibt viele Faktoren, die Menschen das Miteinander erschweren können. Neben der Doppeldeutigkeit in der Kommunikation sind das unter anderem die Erfahrungen und die Verhaltensmuster, die wir in der Kindheit erlernt haben. Wir leben als Erwachsene häufig so, wie wir in unserem familiären Umfeld die Beziehungsstrukturen erlebt haben. So kommt es, das ein ehemals unterdrückter Mensch als Erwachsener auf diese Muster zurückgreift und andere unterdrückt. Auch Missbrauchserfahrungen können auf diese Weise weitergegeben werden, wenn das Opfer später selbst zum Täter wird. Ich erlebe es aber ebenso häufig, dass Besucher des Reitbereiches, die traumatisierende Kindheitserfahrungen haben, besonders strenge moralische Ansprüche an sich selbst stellen.

Auch auf diese Weise kann der Umgang mit Anderen erschwert werden, da der Druck, sich immer korrekt zu verhalten, keine Unbefangenheit aufkommen lässt, und so den Zugang zu den eigenen Gefühlen erschwert. Menschen, die problematische Beziehungsmuster erlernt haben, können sehr darunter leiden, denn vom Ausmaß der Beziehungsfähigkeit hängt es letztendlich ab, ob wir uns als Mensch unter Menschen wohlfühlen. Ob wir dazugehören, uns akzeptiert fühlen oder am Rande der Gesellschaft leben, hängt von der Art und Weise ab, in der wir im Kontakt mit unseren Mitmenschen sein können.

Warum die Bindung zu einem Pferd so heilsam ist!

Eine Chance zum Neuanfang bietet der Umgang mit Pferden. Hier besteht auf beiden Seiten keine Voreingenommenheit. Eine heilsame Erfahrung gerade für jene, die entweder andere meiden oder aber sehr schnell in Beziehungsprobleme verwickelt werden. Darüber hinaus sind Pferde in allem, was sie tun, authentisch. Sie können sich nicht verstellen. Ob sie sich freuen, Angst haben, schmusen wollen oder genervt sind, sie zeigen es unbefangen und spontan. Menschen können dies wieder von ihnen lernen. **Das besonders Heilsame an der Bindung zu einem Pferd ist aber, dass wir hier genau das finden können, wonach wir in jeder Beziehung instinktiv suchen. Das Pferd bietet in seiner Beziehung zum Menschen Einfühlungsvermögen, wenn es unsere Körpersprache liest, Akzeptanz, wenn es uns als ranghöher anerkennt, und Unterstützung, wenn es uns trägt. Eine Bindung, die auf diesen Komponenten basiert, wirkt sich nachweislich stärkend auf die psychische Sicherheit des Menschen aus (vgl. Großmann K. 2004). Ist es da nicht verständlich, dass viele Reiter sich um keinen Preis der Welt von ihrem Pferd trennen möchten? Eine solche Bindung tut einfach zu gut!**

Fallbeschreibung:
Zwischen Macht und Ohnmacht liegt das Miteinander!

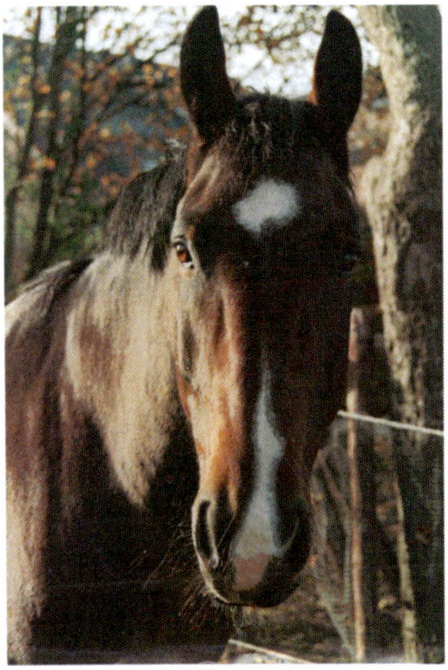

Für Ado

Der Fels in der Brandung

März bis Mai 2006

Frau G. erscheint sichtlich aufgeregt und sehr pünktlich zum ersten Reittermin. Sie wählt sich Ado als „ihr Pferd" aus. Mir fällt auf, wie liebevoll sie ihn putzt und streichelt. Sie genießt den Kontakt mit ihm und sucht wirklich sehr seine Nähe, indem sie ausgiebig mit ihm schmust. Ado verblüfft mich dabei mit seiner Reaktion. Obwohl er ein sonst eher zurückhaltendes und vorsichtiges Pferd ist, geht er voll auf Frau G. ein und lässt sich fast grenzenlos beschmusen. Ich weiß, dass in der Arbeit mit den Pferden das elementare Grundbedürfnis nach Kontakt erfüllt wird. Gerade Menschen mit psychischen Problemen haben hier oft ein großes Defizit, da sie dies möglicherweise mit anderen Menschen nicht ohne Angst vor Grenzüberschreitung oder Kränkung erleben können. Es scheint fast so, als ob Ado ihre tiefe Sehnsucht nach Nähe spürt und versucht, ihr weiterzuhelfen. *Die nächsten Stunden verbringen Frau G. und Ado mit Schmusen, Putzen und den ersten Führübungen, die im Reitbereich vor dem Reiten angeboten werden. Wieder fällt mir auf, wie sehr Ado sich auf sie einlässt. Er bemüht sich, ihr alles recht zu machen. Er ist ihr immer extrem nahe. Er steht mucksmäuschenstill, wenn sie sich an Ihn schmiegt.*

Mir fällt eine Assoziation ein, während ich die beiden betrachte. Ado ist wie ein Fels in der Brandung. Er macht nichts anderes, als einfach nur für sie da zu sein. Genau diese Konstanz des Therapeuten ist das A und O in der Arbeit mit Menschen mit Borderlineproblematik. Instinktiv scheint Ado diesem inneren Bedürfnis nachzukommen. Wieder einmal beeindruckt mich das Einfühlungsvermögen unserer Pferde.

Zwischen Macht und Ohnmacht liegt das Miteinander

Mai bis Juli 2006

Im Laufe der nächsten Stunden wird der Kontakt zum Pferd noch intensiver. Frau G. berichtet, wie sehr sie ihn vermisst in der Woche, und fragt, ob sie nicht öfter zum Reiten kommen kann. Sie will Ado nun ganz für sich haben und am liebsten mit niemandem teilen. Sie fängt auch an, sein Verhalten mehr zu sanktionieren, was sie anfangs erstaunlich wenig getan hatte. Wenn sie zu laut wird, erschrickt Ado so, dass sie sich zurücknehmen muss. Es kommt vermehrt zu Missverständnissen zwischen den beiden in der Führarbeit, und ich fange an einzugreifen, da mir klar wird, dass sonst die Beziehung scheitern würde. Frau G. reagiert sehr direkt und laut, was Ado verschreckt. Wenn er etwas nicht so macht, wie sie es gerne möchte, erhöht sie den Druck. Scheinbar ein eingefleischtes Verhaltensmuster. Klappt gar nichts mehr, ist sie hilflos und gibt schnell auf. Zwischen diesen beiden Verhaltensweisen wechselt sie extrem schnell hin und her. Wie verwirrend für Ado und auch alle anderen menschlichen Gegenüber von Frau G. In einer Beziehung scheint sie nur die Positionen: „Macht über jemanden haben", oder „ohnmächtig und hilflos sein" zu kennen. Das Miteinander bleibt so auf der Strecke. Frau G. scheint sich in einer Beziehung am sichersten zu fühlen, wenn sie Macht ausüben kann. Es wird mir klar, dass da die Nähe zu den anderen Menschen sehr erschwert wird. Auch im Haus gestalten sich die Beziehungen zu den anderen Bewohnern immer schwieriger. Auch dort lebt sich ihr Machtstreben aus. Ein Teufelskreislauf, denn sie wird daher von den Anderen heftig abgewehrt. Dann fühlt sie sich hilflos, ausgestoßen und schlecht behandelt. Dass sie dies durch ihr Verhalten selbst hervorgerufen hat, kann sie nicht sehen. Kann es sein, dass sie sich einfach ihrer selbst unsicher ist und sich im Grunde nicht traut, ihre Machtposition aufzugeben? Auf dem Rücken von Ado wird vielleicht deutlich werden, wie viel Vertrauen Frau G. hat.

Reiten bedeutet Teamwork

August 2006

Frau G. ist aufgeregt, als sie das erste Mal auf Ados Rücken steigt. Mir fällt auf, dass sie sehr steif und festgehalten sitzt. Ado scheint dies nicht zu stören. Er geht sehr bemüht und behutsam mit ihr. Frau G. scheint bei ihm irgendwie einen „Stein im Brett" zu haben. Auch in den nächsten Stunden ändert sich nichts an der Unnachgiebigkeit und Verkrampfung von Frau G.s Sitz. Dies scheint mir weniger an der Angst vor der Unberechenbarkeit des Pferdes zu liegen, sondern eher an dem Unvermögen, sich an Ados Bewegungen anzupassen. Viel lieber als an dem Thema Anpassen und Loslassen zu arbeiten möchte Frau G. die Führung des Pferdes übernehmen. Sie möchte „richtig reiten lernen", wie sie sagt. Auch hier sucht sie wieder Sicherheit in der Führungsposition. Doch ein Pferd kann man nur dann „richtig reiten", wenn man sich in der Bewegung ausbalancieren kann. Und das gelingt nur, wenn sich Reiter und Pferd aneinander anpassen. Reiten funktioniert nicht nur nicht ohne Teamwork, Reiten ist das Miteinander in Reinkultur. Welch ein ungeheuer wichtiges Übungsfeld für Frau G.

Eine Ritterrüstung wird im Wald versteckt!

September bis Oktober 2006

Wir haben einen herrlichen Herbst bekommen mit viel Sonnenschein, der zum Ausreiten geradezu einlädt. Unsere Pferde sind so geländesicher, dass geführtes Ausreiten (ein Pferd geht als Handpferd) auch mit Reitanfängern gefahrlos möglich ist. Beim Ausreiten taut Frau G. sichtlich auf. Sie fragt mich, wie sie denn besser sitzen könne, da ihr die angespannte Haltung auf dem Pferd selber unangenehm ist. Ich versuche ihr Sitzhilfen zu geben, die ich aus dem Centered riding (vgl. Swift 2003) kenne, doch sie führen nicht zum Erfolg. Mir kommt es so vor, als ob ein Ritter in seiner Rüstung auf dem Pferd sitzen würde, und dies melde ich ihr zurück. Fast erleichtert sagt sie, dass genau dies der Fall wäre und dass sie diese Rüstung immer anhätte, weil sie diese zu ihrem Schutz brauchen würde. Wir überlegen gemeinsam, wie viel sie von der Rüstung auf dem Pferd ablegen kann, da sie beim Reiten ja offensichtlich stört. So werfen wir Stück für Stück ab von der Ritterrüstung, aber so, dass Frau G. sie jederzeit wiederholen kann, wenn sie gebraucht wird. Eine weich mit Ados Bewegung mitschwingende Frau G. reitet mit mir zum Stall zurück.

Das neue Fundament

Von diesem Moment an verändert sich die Beziehung zu Ado. Er war zwar immer schon wichtig für Frau G., aber nun scheint sie die unterstützende Wirkung des Getragen werdens wahrnehmen zu können. Sie öffnet sich immer mehr, erzählt von ihrer Kindheit, und es wird deutlich, wie wenig Unterstützung sie damals bekommen hatte. Auf Ados Rücken fängt sie an, das nachzuholen, was ihr in der Kindheit vielleicht versagt blieb. Sie nennt Ado ihren besten Freund. Sie kuschelt sich an seinen Hals und möchte ihn am liebsten mit nach Hause nehmen. Auch diesen Prozess des Nachholens kenne ich gut von den Besuchern des Reitbereiches und auch von mir selbst. Auffällig ist Ados Reaktion. Er geht auch hier wieder mit Leib und Seele auf Frau G. ein. Leider müssen unsere gemeinsamen Reittermine für eine Zeit unterbrochen werden, da Frau G. an einer Therapiegruppe teilnehmen wird, die außerhalb der Einrichtung stattfindet und ihre gesamte Zeit in Anspruch nehmen wird. Ich verspreche ihr, ihren Platz freizuhalten bis zum März 2007. Zum Abschied mache ich einige Fotos von den beiden, und da erwartet mich eine Überraschung. Auf allen Bildern steht Ado felsenfest auf allen vier Beinen. Seine Beine sehen aus wie Säulen, so breitbeinig und fest steht er da. Ob er spürt, wie viel Unterstützung Frau G. braucht, und versucht, dem auf seine Weise nachzukommen? Auf jeden Fall bietet er ihr ein Fundament, auf dem sie weiter wachsen kann.

März 2007 bis Juli 2007

Wieder ist Frau G. sehr hektisch und angespannt, als sie nach der Pause wieder zum Reiten kommt. Doch als sie auf Ados Rücken sitzt, ist sie schnell wie ausgewechselt,. Sofort ist das alte Gefühl der Geborgenheit wieder da, das sie so vermisst hatte, wie sie sagt. Die nächsten Ausritte erzählt Frau G. von ihrer Kindheit. Traumatische Kindheitserlebnisse und schwierige Beziehungskonstellationen lassen mich verstehen, warum Frau G. so oft ihr Heil in aggressivem Verhalten suchen muss. Wieder wird mir klar, dass auch ein aggressiver Mensch nicht aus Spaß so ist. Es steckt oft eine tiefe Not dahinter. Aus der Fachliteratur weiß ich, wie wichtig gerade für traumatisierte Menschen ein sicherer Ort ist. Dies kann ein imaginärer oder ein wirklicher Platz sein, wohin sie sich flüchten können, wenn der Schmerz der Erinnerung unerträglich wird. *Es scheint mir, dass Ado im Moment so etwas wie ein sicherer Ort für Frau G. ist. Er scheint dies ebenfalls zu spüren, denn obwohl er ein eher schreckhaftes Pferd ist, ist er im Gelände die Ruhe selbst. Dabei ist er ganz präsent und mit voller Aufmerksamkeit bei Frau G. Viele Themen aus der Kindheit finden Platz in unseren gemeinsamen Streifzügen, und Frau G. wird immer ruhiger und entspannter im Umgang mit Ado. Im Gelände nehme ich Ado immer an den Führzügel ,und Frau G. äußert den Wunsch, nun ganz allein zu reiten. Bisher hatte sie sich immer unbedingt das Ausreiten gewünscht, wo dies aus Sicherheitsgründen nicht möglich ist.*

Schon einmal zu Beginn unserer Arbeit wünschte sie, das, wie sie sagte, „richtige Reiten" zu lernen. Damals war ich froh, dass sie dennoch das Ausreiten vorzog, denn ich war mir nicht sicher, ob sie sich nicht überfordern würde. Jetzt, nachdem die Beziehung zwischen Reiter und Pferd so gefestigt ist, finde ich, dass es ein guter Weg ist. In der Auseinandersetzung mit dem Pferd beim Reiten geht es um Kooperation. Das ist genau das, was ihr trotz aller Fortschritte immer noch Probleme bereitet. Schnell fällt sie wieder in ihr altes Muster zurück und ist aufbrausend und impulsiv. Unsere nächsten Stunden werden also in der Reithalle das gemeinsame Tun von Ado und Frau G. zum Thema haben.

Zusammen können wir es schaffen!

Die nächste Reitstunde findet bei stürmischem Wetter in der Reithalle statt. Da der Wind so stark ist, dass es überall in unserer Reithalle rappelt, gehe ich zur Absicherung neben Frau G. und Ado her. Frau G. ist erstaunlich geschickt im selbstständigen Führen des Pferdes. Sie gibt ihre Hilfen einfühlsam und immer zum richtigen Zeitpunkt. Damit scheint sie mittlerweile über eine gute Anpassungsfähigkeit zu verfügen. Auch ihr Sitz ist viel geschmeidiger als früher, und ein weich schwingender zufriedener Ado trägt sie durch die Halle. Ich beginne, den beiden leichte Aufgaben zu stellen und stelle Hütchen in die Halle zum drum herumreiten. Frau G. sagt zu Ado: „komm, zusammen können wir das schaffen". Und ich finde auch, dass die beiden seit dem ersten Kontakt vor anderthalb Jahren wirklich eine Menge zusammen geschafft haben!

Schlussbetrachtung

Der Therapieverlauf von Frau G. zeigt eindrucksvoll, wie überlegen ein Pferd dem Menschen ist in der Einschätzung seines Gegenübers. Frau G.s nach außen aggressive Art schreckte unser Pferd Ado nicht im Mindesten ab, und ich wusste, dass ich mich auf seinen Instinkt un-

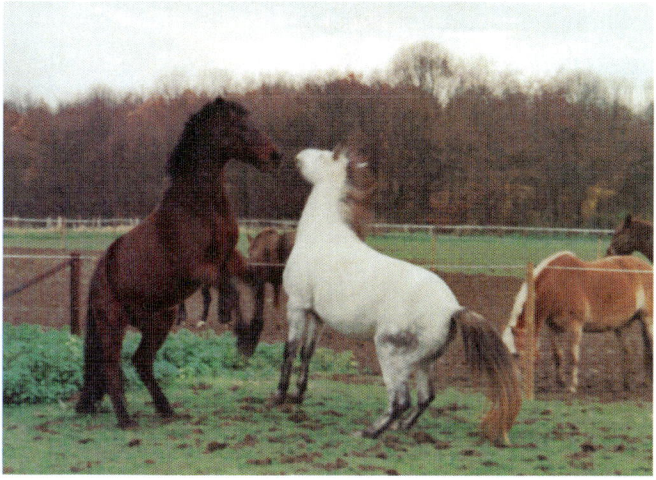

Das Pferd erlaubt dem Menschen viel mehr Entwicklungsspielraum als dieser aus zwischenmenschlichen Beziehungen kennt.

Monika Mehlem

(Mehlem, 2005, S. 23/24)

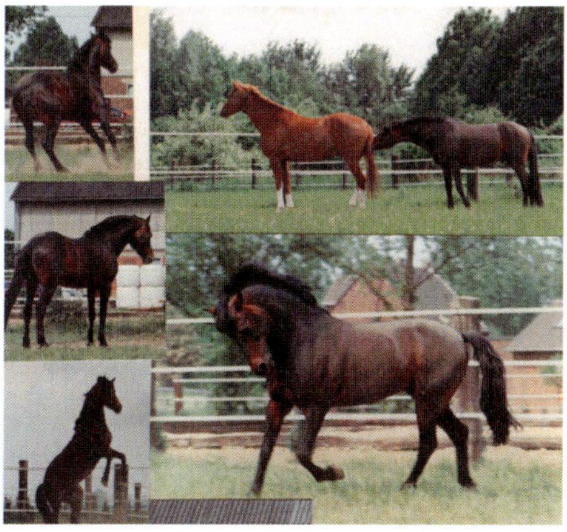

bedingt verlassen konnte. Ich habe gelernt, das Verhalten der Pferde immer ernst zu nehmen, denn sie spüren deutlicher als ich, was hinter dem Verhalten eines Menschen steckt. Ado signalisierte mir mit seinem Verhalten, das Frau G. viel Nähe brauchte, indem er ihr nicht von der Seite wich. Er war immer sehr präsent, und selbst als sie sehr angespannt auf ihm saß, trug er sie behutsam wie einen kostbaren Schatz. Er spürte genau, wie viel Unterstützung sie brauchte. Auf seinem Rücken konnte Frau G. das finden, was ihr in der Kindheit versagt geblieben war. Die Unterstützung und Akzeptanz, die ein Kind braucht, um psychisch gesund erwachsen zu werden. Menschen, die davon in der Kindheit nicht genug bekommen haben, suchen danach ein Leben lang. Aber wo sollen sie es finden?

In der Therapie mit menschlichen Therapeuten ist dieses Phänomen bekannt. Der Fachbegriff hierfür ist die regressive Übertragung. Mit einem Pferd bekommen auch Menschen, die sich nicht auf einen anderen Menschen als Therapeut einlassen können, die Chance zur Weiterentwicklung. Einem Pferd macht es nichts aus, wenn der Mensch Bedürfnisse auf es überträgt, denn davon versteht es nichts. Es spürt wohl das emotionale Bedürfnis und die Unsicherheit des menschlichen Gegenübers. Der Mensch erhält dann den Rang eines Fohlens und wird beschützt. So konnte ich es bei Ado beobachten. Zugleich bewahrt das Pferd bei aller Nähe doch immer auch Distanz zum Menschen, da es schließlich immer ein Pferd bleibt. Und so ist immer gegenwärtig, dass es nur ein Bindeglied sein kann, welches hilft, Menschen einander näher zu bringen. **Ein Pferd ist einzigartig in der Fähigkeit, früh gestörten und möglicherweise traumatisierten Menschen genau die heilsamen Bindungserfahrungen zu ermöglichen, die sie brauchen, um gesunde Formen der Beziehungsgestaltung zu entwickeln! Die Erfahrung, akzeptiert, verstanden und unterstützt zu** werden, ist das Fundament, auf dem diese Menschen über ihre frühen Defizite hinauswachsen können.

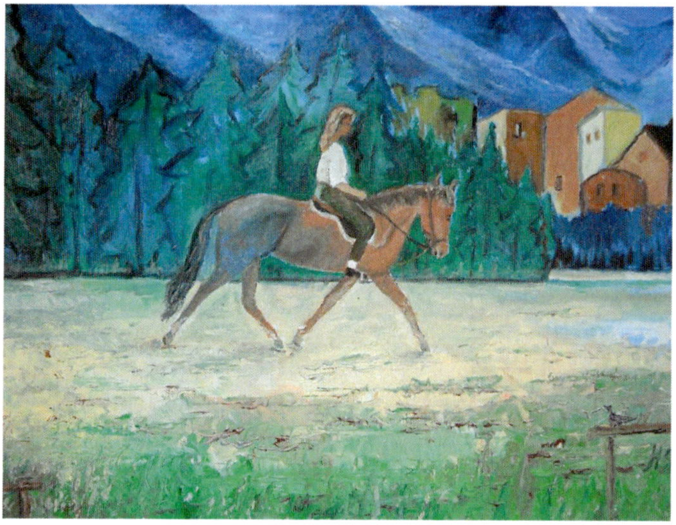

An einem Sommerabend galoppierte ich über ein Stoppelfeld. Ich fühlte mich, als ob ich auf dem Rücken meines Pferdes genau zwischen Himmel und Erde meinen Platz in der Welt gefunden hätte.

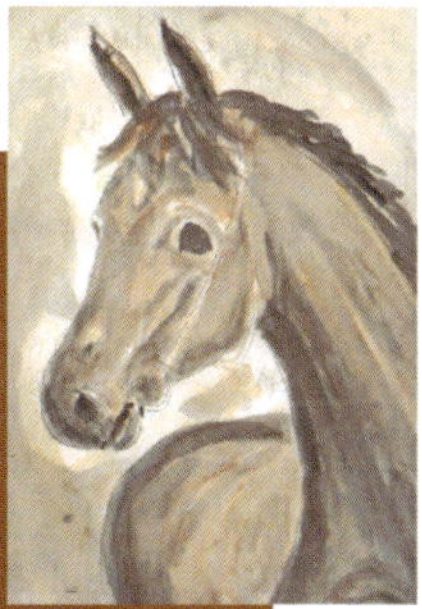

Kapitel 6: Wie Pferde Menschen helfen können, ihre unbewussten Lebenskonflikte zu lösen

Die Ursachen eines psychischen Problems können uns nicht bewusst und daher auch nicht frei zugänglich sein. Pferde können uns helfen, Zugang zu unseren ungelösten Konflikten und Lebensthemen zu bekommen. Zu einem großen Teil sind an diesem Prozess Projektionen beteiligt.

Ich erinnere mich eine Situation, als ich nach einem langen Ausritt mit einem Besucher des Reitbereiches zum Hof zurückkehrte. Ado, den er ritt, war sichtlich müde und schwitzte. Da sagte er: „Ado will aber noch lange nicht nach Hause, wenn es nach ihm ginge, könnten wir noch drei Stunden reiten." So zeigt sich eine Projektion!

Indem wir Teile unseres Inneren auf das Pferd projizieren, verlagern wir unsere Bedürfnisse oder seelischen Konflikte nach außen. Dies beginnt schon in dem Moment, in dem wir uns für ein Pferd entscheiden. Denn auch hier werden wir von unseren unbewussten Bedürfnissen und Projektionen gelenkt. Entweder wir suchen uns ein Pferd, das unserer Persönlichkeit zu ähneln scheint, oder wir suchen

uns ein Pferd, auf das wir Wunschvorstellungen projizieren können. Ein Grund dafür, dass wir ein Pferd ablehnen, kann sein, dass es Persönlichkeitsanteile hat, die wir bei uns selber nicht so gerne sehen und deshalb abspalten. Instinktiv entscheiden wir uns oft für das Pferd, an dem wir uns am besten entwickeln können.

Meinem ersten Pferd Minosch begegnete ich bei einem Pferdehändler. Es war von Futter und Fellzustand her in keiner guten Verfassung. Es ging ihm nicht gut. Ich steckte in einer psychischen Krise. Es war separiert, weil es Probleme mit anderen Pferden hatte. Ich fühlte mich auch nicht dazugehörig in meinem Freundeskreis! Es war unangepasst, wild und rebellisch. Rebellion war mein damaliges Lebensthema! Wir beide passten zu dieser Zeit optimal zusammen, und je mehr ich Minosch dazu brachte, weniger zu rebellieren, desto mehr war ich in der Lage, mich selber adäquat anzupassen oder aber zu rebellieren, wo es passte. Als Stellvertreter versetzte er mich in die Lage, unbewusst einen großen Konflikt in meiner Jugend zu lösen. Auch meine weiteren Pferde ermöglichten mir Ähnliches, so wie ich diese Prozesse auch häufig bei anderen Menschen beobachten kann. In meiner Arbeit bemerke ich, dass psychotische Menschen sich oft dasjenige unserer Pferde aussuchen, dessen Problem eine tief gehende Unsicherheit ist. Unser Pferd Ado hat große Probleme, sich auf neue Situationen einzustellen. Ein psychotischer Mensch auch! Am sichersten fühlt Ado sich in einer klaren bekannten Struktur. Psychotische Menschen auch! Ado ist nicht böse oder falsch, trotzdem könnte er in einer Situation, die ihn überfordert, instabil werden. Ein psychotischer Mensch auch. Im Umgang mit Ado können auf diese Weise Lösungsmöglichkeiten für die eigenen Schwierigkeiten erarbeitet werden. So erklärt sich, weshalb sich viele ängstliche Menschen instinktiv für den Umgang mit Pferden entscheiden. Hier können sie am Pferd die eigene Thematik verarbeiten. Aus diesem Blickwinkel betrachtet, kann sich hinter einem leistungsverweigernden Pferd auch ein Reiter verbergen, der das Thema Leistung und Überforderung noch nicht für sich gelöst hat. Dies ist ein elementares Thema in der Reiterei und oft verantwortlich für gescheiterte Beziehungen zwischen Pferd und Reiter. Aber Pferde sind eben auch unschlagbar, wenn es darum geht, uns Menschen das zu geben, was psychische Weiterentwicklung braucht: Zeit und viele neue Chancen! Vertrauen können wir auch hier wieder auf unseren Instinkt. Denn die Psyche jedes Menschen agiert nach dem Prinzip der Selbstheilung mit dem Ziel der vollkommenen Entfaltung der Persönlichkeit. Schon die Entscheidung, sich Pferden zuzuwenden, zeugt davon.

Da ist der Traum vom Verschmelzen mit einem so kraftvollen Lebewesen, an dessen Energie wir teilhaben wollen, um uns heiler zu fühlen. Durch die Bewegungen eines Pferdes werden eigene, zurückgehaltene Energien wieder spürbar. Denn Pferde symbolisieren für uns nicht nur den Traum von vollkommener Kraftentfaltung und Freiheit. Sie helfen uns auch, freiere und vollkommenere Menschen zu werden.

Fallbeschreibung:
Zwischen Himmel und Erde liegt der Rücken der Pferde

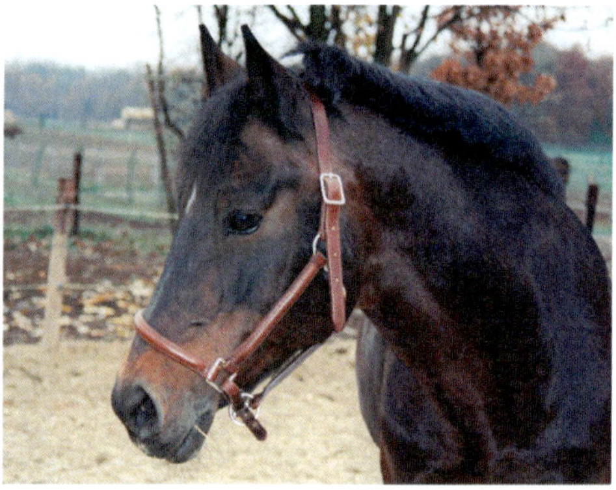

Für Minosch

Wenn ich an meine Kindheit denke, erinnere ich mich gut an das Gefühl, nicht dazuzugehören. Ich wurde als drittes Kind meiner Eltern geboren, und der Altersunterschied zu meinem Bruder betrug sechs, der zu meiner Schwester neun Jahre. In der Erinnerung an meinen Bruder fallen mir viele Streitereien ein, und ich hatte nur wenige Gemeinsamkeiten mit ihm. Den Kontakt zu meiner Schwester habe ich intensiver in Erinnerung, aber ihre Interessen unterschieden sich wegen der Altersdifferenz natürlich gewaltig von meinen. Sie schien mir viel zu oft nicht da zu sein, was mich traurig machte. Ich besuchte keinen Kindergarten, und mein einziger beständiger Kontakt außerhalb des Hauses bestand zu einem Nachbarskind. Als ich eingeschult wurde, verdichtete sich das Gefühl des nicht Dazugehörens. Obwohl ich nun reichliche Kontakte zu anderen Kindern hatte, verstand ich nicht die, wie es mir schien, geheimen Regeln, mit denen man es schaffte, beliebt zu sein und anerkannt zu werden. Ich hinterfragte mich oft und war sehr unsicher. Ich war verletzbar und erlebte die Ablehnung eines anderen Kindes als tiefe Kränkung. Ich war allein! In dieser Zeit begann ich, mich mit den Hunden aus der Nachbarschaft anzufreunden. Mit ihnen war die Verständigung viel einfacher. Sie freuten sich, wenn ich kam, akzeptierten mich, wie ich war, und schlossen sich mir an. Weil ich den Hunden offensichtlich etwas wert war, stieg mein Selbstwertgefühl, und ich fühlte mich weniger bezugslos und allein. Den Hunden verdanke ich viele glückliche Stunden meiner Kindheit, und in meiner Erinnerung hinterlassen sie bei mir das Gefühl von tiefer Dankbarkeit, weil ihre Zuneigung mich vor der emotionalen Einsamkeit und Verzweiflung oder sogar Resignation rettete.

Auch auf dem Gymnasium begleitete mich meine Unfähigkeit, mich in der Gruppe meiner Klassenkameraden gut aufgehoben und dazugehörig zu fühlen. Meine Unsicherheit versuchte ich durch burschikoses Auftreten zu kaschieren. Zu dieser Zeit fühlte ich mich sehr zu Pferden hingezogen. Meine ersten Reitstunden fanden im Urlaub statt, und mit viel Hartnäckigkeit erquengelte ich regelmäßige Reitstunden in Köln. Der Wunsch nach einem eigenen Pony wuchs unbändig in mir. Der erste Liebeskummer war es dann, der mich im Alter von vierzehn Jahren zum ersten Mal depressiv werden ließ. Es folgten mehrere Therapieversuche. Ich konnte mich etwas stabilisieren, aber die Grundproblematik aus meiner Kindheit hatte ich noch nicht gelöst. Immer noch fühlte ich mich in meinen Bezugssystemen nicht wohl, und drei Jahre später verfiel ich in eine tiefe Depression. Ich begann, mich immer mehr von Außenkontakten zurückzuziehen und besuchte immer seltener die Schule. Ich weinte viel, war verloren in tiefer Trauer. Ich erhob Anklage gegen mein Leben und wünschte, nie geboren worden zu sein.

Wohl aus Angst um mich kaufte mir mein Vater den Ponyhengst Minosch, den ich mir mit einer Schulkameradin teilte. Auch im Reitstall gehörte ich nicht dazu. Ich suchte die Einsamkeit, unternahm endlose Streifzüge mit meinem Pony, und das tat meiner Seele gut. Obwohl Minosch mich oft herausforderte und die Verständigung mit ihm nicht einfach war (ich war unerfahren, er war als Hengst relativ wild), wuchs ich in der Beziehung zu ihm. Auf seinem Rücken fühlte ich mich sicher, gut aufgehoben und endlich angenommen. Er gehörte zu mir und ich zu ihm, und so hatte ich zum ersten Mal in meinem Leben einen wirklichen Bezugspunkt, der mir Sicherheit und Zugehörigkeit vermittelte. Denn Minosch als wilder Ponyhengst symboli-

sierte für mich die Stärke, die ich zu meiner psychischen Unterstützung so dringend brauchte. Wenn er mir freundlich begegnete, hatte ich das Gefühl, wie damals bei den Hunden, etwas richtig gemacht zu haben. Es wuchs in mir das Vertrauen in mich selbst, denn so ein schlechtes Wesen schien ich ja doch nicht zu sein, hatte ich doch die Freundschaft eines Pferdes gewonnen. Ich wurde wieder etwas aufgeschlossener und fröhlicher, und durch die Regelmäßigkeit, die Minoschs Versorgung mir auferlegte, aus meiner Melancholie gerissen. Ich schaffte den Schulabschluss und konnte an einer Fachhochschule studieren. Etwa zeitgleich schloss ich mich einer Reitlehrerein an, deren Umgang mit ihren Pferden mir gut gefiel. Sie erklärte mir den Sinn und Zweck von guter Dressurreiterei bis hin zur Reitkunst, und die Fürsorglichkeit und der Respekt, mit denen sie ihren Pferden begegnete, faszinierten mich. Nun war ich in der Lage, von meinen eigenen Problemen weg auf die Bedürfnisse meines Pferdes zu schauen. Außerdem war Minosch so wichtig für mich, dass seine Gesundheit ein Thema für mich war. Seine erste Kolik warf mich fast völlig aus der Bahn. Er war zu dieser Zeit existenziell wichtig für mich und ein Leben ohne ihn unvorstellbar. Wenn gutes Reiten wichtig war, um ihn gesund zu erhalten, wollte ich alles dafür tun. Auf diese Weise wurde ein zweites konfliktbehaftetes Thema meiner Kindheit berührt. Das Thema Leistung. Meine Geschwister waren hochbegabt im musikalischen sowie im schulischen Bereich. Sie wurden dementsprechend von meinen Eltern gefördert und ich erinnere mich noch gut an die Musizierwettbewerbe, an denen sie erfolgreich teilnahmen. Im Vergleich mit ihnen fühlte ich mich als Versager. Egal wie sehr ich mich auch bemühte , sie waren immer besser als ich , denn auch meine schulischen Leistungen bewegten sich eher im normalen Rahmen. So gesellte sich zu dem Gefühl des nicht Dazugehörens außerdem das Gefühl, nichts zu taugen. Aus Angst zu versagen boykottierte ich Leistungen, die man mir abverlangte, und freiwillig suchte ich mir schon gar keine aus. Ich rebellierte gegen Regeln, Lehrer und überhaupt jedermann, der versuchte mir etwas beizubringen. Mit

Minosch war das alles anders. Hier bekam Leistung einen Sinn. Es ging darum, ihm nicht zu schaden. Ich übte unermüdlich, und keine Kritik war mir zu hart oder Anstrengung zu viel, um so gut wie möglich reiten zu lernen. Mit Minoschs Hilfe bewältigte ich so einen großen Konflikt meiner Jugend. Wo ich früher rebellierte, lernte ich die Fachmeinung anderer zu akzeptieren. Wenn ich mich als Versager fühlte, tröstete mich das Schmusen mit meinem Pony. Die einsamen Ausritte wurden seltener, und stattdessen nahm ich regelmäßig in der Gruppe mit anderen Jugendlichen am Reitunterricht teil. Auf Minosch' Rücken wurde ich gruppenfähig und bewegte mich selbstsicherer als je zuvor unter Menschen. Heute weiß ich, dass Menschen sich meistens unbewusst das Pferd aussuchen, an dem sie sich am besten entwickeln können. Bei Minosch und mir traf dies zu. Ich war nach außen rebellisch und kämpfte eigentlich doch verzweifelt um einen Platz in dieser Welt. Minosch war als unausgebildeter dreijähriger Ponyhengst rebellisch und zugleich auf der Suche nach seinem Rang. In zum Teil nicht ganz ungefährlichen Situationen lernte ich im Umgang mit ihm eindeutig Position zu beziehen, was mir in meinen Beziehungen zu anderen Menschen dienlich war. Vor allen Dingen aber half mir Minosch, meine Glaubenssätze, die ich mir durch die Erfahrungen meiner Kindheit angeeignet hatte, außer Kraft zu setzen. ***Mit ihm zusammen gehörte ich jetzt zum ersten Mal dazu, und mit ihm zusammen taugte ich etwas.*** **Minosch war es gelungen, mich in das Leben zurückzuholen und mit seiner Hilfe konnte ich das Potenzial meiner Fähigkeiten entdecken. Diese Erfahrungen veranlassten mich, meinen heutigen Beruf der Reittherapeutin zu ergreifen. Ich war fest davon überzeugt: Was mir so gut geholfen hatte, konnte auch für viele andere Menschen in psychischen Krisen hilfreich sein!**

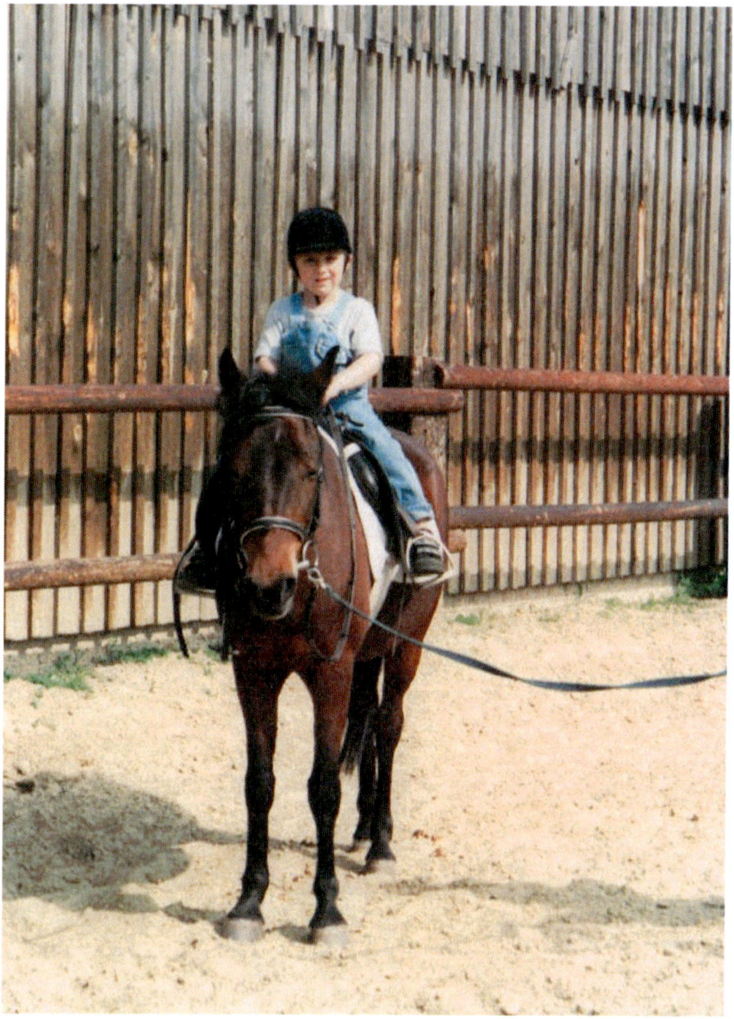

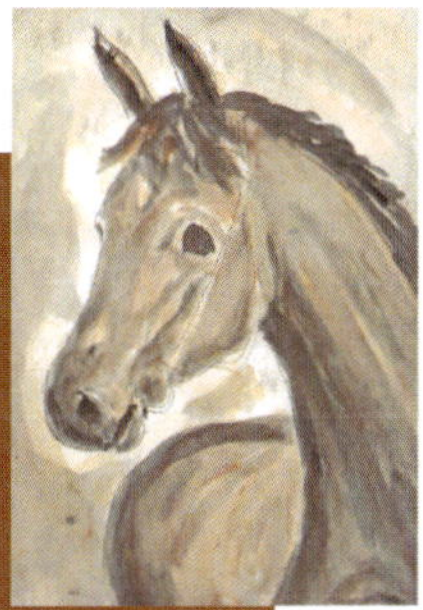

Kapitel 7: Wenn Pferde Therapeuten werden

Wenn Pferde Therapeuten werden, begegnen sie uns Menschen mit einer geheimnisvollen Sensibilität und einem tiefgreifenden Einfühlungsvermögen. Im Kontakt mit ihnen erfahren wir, dass es Wesen gibt, die uns zu verstehen scheinen, über die Grenzen von Sprache und Schrift hinaus. Hier können wir die Möglichkeiten von Verständigung unvoreingenommen und neu erforschen. Wir lernen erstaunliches über uns selbst, denn es scheint, als wüsste das Pferd ganz genau, was wir tief in unserem Inneren brauchen, selbst wenn uns dies noch nicht bewusst ist. Verstecken können wir uns also nicht vor einem Pferd, aber das brauchen wir auch nicht, denn es wertet nicht. Getreu seines Herdenverhaltens, fragt es nach unserem Rang und damit zugleich nach der Beschaffenheit unserer Persönlichkeit. Indem wir uns dem Pferd gegenüber definieren müssen, können wir uns selbst neu erfahren und Schwächen, aber auch nie gekannte Fähigkeiten entdecken.
Ein Pferd lässt uns auf seinem Rücken reiten. Das entführt uns zurück in die Zeit der frühen Kindheit, in der wir die Unterstützung und Nähe

unserer Eltern so dringend brauchten. Haben wir als Kind nicht genug davon erhalten, können uns die Nähe und die Geborgenheit, die wir auf dem Pferd erfahren, ein wenig darüber hinwegtrösten. Sind wir auf der Suche nach Zugehörigkeit, gibt uns ein Pferd das Gefühl des Willkommenseins. Wir erleben, dass wir gemocht und angenommen werden, also scheinen wir auch liebenswerte Züge zu besitzen. Wir fühlen uns so akzeptiert, wie wir sind. Das gibt uns ein Fundament an Selbstvertrauen, auf dem wir uns weiterentwickeln können.

Das Pferd wird uns wichtig, und weil wir es an uns binden wollen, lernen wir auch auf seine Bedürfnisse zu achten und einzugehen. So reifen wir zu beziehungsfähigen Menschen heran. Schließlich kann es sein, dass wir im Verlauf des therapeutischen Reitens einen neuen Freund gefunden haben. Möglicherweise ist es für uns eine neue Erkenntnis, dass wir imstande sind, Freundschaft zu schließen. Wir bekommen neuen Mut, dies nun auch mit Menschen zu versuchen.

Literaturhinweise und Adressen

Beavin, J., Jackson, D., Watzlawik, P.: Menschliche Kommunikation. Formen, Störungen, Paradoxien. Hans Huber Verlag 1969

Berger, P., Luckmann, Th.: Die gesellschaftliche Konstruktion der Wirklichkeit. Fischer Verlag Frankfurt 1980

Field, T., Sandberg, D., Garcia, R., Vega, Lahr, N., Goldstein, S., Gay, L.: Pregnancy problems, postpartum depression and early mother-infant interaktions. Developmental Psychology. Heft 21 1985

Grossmann, K.: Bindungen das Gefüge psychischer Sicherheit. Klett-Cotta Verlag 2004

Martinius, J., Franck, R.: Vernachlässigung , Missbrauch und Misshandlung von Kindern. Erkennen, Bewusstmachen, helfen. Huber Verlag 1990

Mehlem, M.: FAPP Psychotherapie mit dem Pferd. FN Verlag 2005

Schone/ Wagenblass: Wenn Eltern psychisch krank sind. Juventa Verlag 2002

Tellington, L.: Trainingsplan TTeam Bodenarbeit. Franckh Kosmos Verlag September 2002

Sachse, U.: Selbstverletzendes Verhalten: Psychodynamik-Psychotherapie. Das Trauma, die Dissoziation und die Behandlung. Vandenhoek&Rubrecht Verlag 2002

Schwarzer, W./ Trost, A.: Psychiatrie und Psychotherapie. Loer Druck GmbH Dortmund 1999

Swift, S.: Reiten aus der Körpermitte. Band 2. Müller Rüschlikon Verlag 2003

Riemann, F.: Grundformen der Angst. Reinhardt Verlag München 2006

Weiterführende Informationen, Fortbildungen für Fachkräfte und Möglichkeiten zur Therapie mit dem Pferd finden Sie unter anderem:

Im stationären Bereich:
Psychotherapeutisches Reiten im Isar-Amper-Klinikum
Klinikum München Ost
Vockestrasse 72
85540 Haar bei München
Das Angebot besteht für die Patienten der Klinik.
Weitere Informationenunter: www.psychotherapeutisches-reiten.de

Im ambulanten Bereich:
Psychotherapie mit dem Pferd bei
Dr. M. Weiger und B. Heintz
84389 Postmünster
Kroed 1+2
Weitere Informationen unter: www.psyche-und-pferd.de

Körperpsychotherapie am Pferd bei
Dipl.-Psychologin Monika Mehlem
In der Haarwiese 36
53773 Hennef
Weitere Informationen unter: www.monika-mehlem.com und www.fapp.net

Ein offenes integratives Angebot bietet:
Alexianer Krankenhaus Münster GmbH
Reittherapiezentrum
Alexianerweg 9
48163 Münster
Weitere Informationen unter: www.reittherapiezentrum-muenster.de

Anhang

Die Beschreibungen psychischer Krankheitsbilder in diesem Buch haben keinen Anspruch auf medizinische Vollständigkeit. Es ist ein Versuch einer kurzen, verständlichen und lebensnahen Darstellung dessen, was eine psychische Erkrankung für den Betroffenen ausmachen kann:

Psychosen
Eine Psychose bedeutet für den Betroffenen eine tiefe existenzielle Krise, die eine alle Lebensbereiche umfassende Verunsicherung mit sich zieht. Die Sinneswahrnehmung kann sich verändern, formale Denkstörungen können sich einstellen. Es herrscht meist eine ängstlich gespannte Grundstimmung vor, bei der die Umwelt häufig als bedrohlich verändert erlebt wird. Auch wenn sich in der Realität vielleicht nicht viel geändert hat, kann subjektiv empfunden nichts mehr so sein wie es war. Eine Psychose kann die Wahrnehmung, das Denken und Fühlen eines Menschen so verändern, dass es für andere oft schwer ist, ihn noch zu verstehen.
Typische Symptome einer Psychose sind: Halluzinationen, Wahnvorstellungen und ein Realitätsverlust, daraus folgt in der Regel ein sozialer Rückzug. Menschen, die im Laufe ihres Lebens an einer Psychose erkranken, können vollständig geheilt werden. Eine Psychose kann aber auch in einen chronischen Zustand übergehen, in dem die Betroffenen auf eine unterstützende Betreuung und Lebensbegleitung angewiesen sein können. Sie leiden oft unter Antriebslosigkeit und einer affektiven Verflachung.
Die Ursachen einer Psychose sind vielfältig. Es gibt Psychosen für die eine körperliche Ursache eindeutig auszumachen ist (Demenz, Tumore ...). Als mögliche Ursache einer Psychose, für die kein Nachweis

einer solchen eindeutigen körperlichen Grundlage erbracht werden kann, geht man heutzutage von einer genetischen Disposition in Verbindung mit sozialen Komponenten aus. Einen Erklärungsansatz hierfür bietet das Vulnerabilitätskonzept (Ciompi). Dieses Konzept geht von einer anlagebedingten erhöhten Verletzlichkeit im Zusammenhang mit körperlichen und psychosozialen Einflüssen aus, die bei statistisch gesehen 1% der Bevölkerung zur Erkrankung an einer Psychose führen kann.

Das Borderlinesyndrom

Menschen die unter einer Borderlineproblematik leiden sind häufig sehr instabil und wenig vorhersehbar in ihrem Verhalten. Sie neigen zu extremen Stimmungsschwankungen. Weitere Probleme bereiten ihnen die teilweise massiven Spannungszustände, die ihr Leben beeinträchtigen. Diesen Spannungszuständen können traumatisierende Erfahrungen aus der Kindheit zugrunde liegen. Viele Menschen mit einer Borderline-Problematik haben in ihrer Kindheit verbale oder emotionale Misshandlungen oder sogar einen Missbrauch erlebt. Um die Spannung zu reduzieren, kann es unter anderem zu selbstverletzenden (schneiden, ritzen ...) oder selbstschädigenden (Drogenkonsum, Essstörung, kriminelle Handlungen...) Verhalten kommen. Dieses Verhalten dient der psychischen Entlastung und macht die Spannung aushaltbar bevor das Fass überläuft. Konstante Beziehungen zu anderen Menschen zu leben ist für Menschen mit einer Borderlineproblematik sehr schwierig. Der Wunsch nach Nähe und die gleichzeitige Angst davor, erschwert jede Beziehung. Ein Merkmal der Borderlinestörung ist die starke Neigung, andere Menschen als ausschließlich gut oder böse zu sehen. Dies führt häufig zu Beziehungsabbrüchen.

Angststörungen

Menschen, die unter einer Angststörung leiden, können übermäßig gesteigerte Angstgefühle erleben,oder körperliche Zustände, Situationen, Objekte werden fälschlicherweise als gefährlich eingeschätzt. Daher sind Menschen die unter einer Angststörung leiden, oft in dem Ausleben ihrer Fähigkeiten und Möglichkeiten massiv behindert. Sie fühlen sich ihren Angstzuständen häufig willenlos ausgeliefert, unfähig die körperlichen Begleitsymptome wir Herzrasen, Zittern Schwindel etc. zu steuern. Das Angstgefühl kann sich bis zu Panikattacken steigern. Die Angst beherrscht sie. Daher versuchen diese Menschen so gut es eben geht, angstbesetzte Situationen zu vermeiden, und schränken ihren Lebensraum dementsprechend ein. Menschen mit Angststörungen können unter einem belastenden Teufelskreis von ständigen Befürchtungen, wachsender Unruhe, und nervös bedingten körperlichen Problemen leiden, die sich oft wechselseitig verstärken. Ereignisse und Situationen des alltäglichen Lebens können dann nicht mehr bewältigt werden. Oft führt dieser Zustand zu einer zusätzlichen Depression, aus der kein Ausweg mehr möglich erscheint. Die Ursachen für eine Angststörung können in der frühen Kindheit liegen, zum Beispiel, wenn der Mensch in einem Alter, indem er noch keine Strategien zur Angstbewältigung entwickeln konnte, massiven Ängsten ausgesetzt war.

Alle Falldarstellungen sind wahrheitsgetreu, aber aus datenschutzrechtlichen Gründen in anonymisierter Form dargestellt.

Herstellung: Books on Demand GmbH, Norderstedt

ISBN 978-3-936406-22-1